公立医院 道德风险与声誉治理研究

高山 石建伟 著

东南大学出版社
SOUTHEAST UNIVERSITY PRESS
·南京·

图书在版编目(CIP)数据

公立医院 道德风险与声誉治理研究 / 高山,石建伟著. —南京:东南大学出版社,2014.12
 ISBN 978-7-5641-4174-5

Ⅰ. ①公… Ⅱ. ①高… ②石… Ⅲ. ①医院—管理模式—研究 Ⅳ. ①R197.32

中国版本图书馆 CIP 数据核字(2015)第 017292 号

公立医院 道德风险与声誉治理研究

出版发行	东南大学出版社
出 版 人	江建中
责任编辑	陈潇潇
社　　址	南京市四牌楼 2 号
邮　　编	210096
网　　址	http://www.seupress.com
经　　销	新华书店
印　　刷	南京玉河印刷厂
开　　本	700 mm×1000 mm　1/16
印　　张	10.25
字　　数	180 千字
版　　次	2014 年 12 月第 1 版
印　　次	2014 年 12 月第 1 次印刷
书　　号	ISBN 978-7-5641-4174-5
定　　价	28.00 元

* 本社图书若有印装质量问题,请直接与营销部联系,电话:025-83791830。

前　言

　　道德是人类历史亘古不变的话题，正如著名哲学家康德所言，"有两种东西，我对它们的思考越是深沉和持久，它们在我心灵中唤起的惊奇和敬畏就会历久弥新，一是我们头上浩瀚的星空，另一就是我们心中的道德"。时至今日，人们对于道德的敬畏大不如前。道德风险的普遍滋生，已经成为整个社会难以言传的弊病。

　　在本该以公益性承担为第一使命的公立医院，道德风险依旧侵犯了这片净土。改革开放以来，处于宏观经济体制市场化转型的大背景下，医疗卫生体制也开始由计划体制向市场体制转变。政府财政投入比重的下降是公立医院遭受的最大的转型阵痛，20世纪七八十年代，政府投入占医院收入的比重为30%以上，此后这一比重逐年减少，即使是在抗击非典时期政府投入大幅增加的情况下，这一比重也仅占8.4%。与此同时，政府对公立医院不断放权，鼓励其自主经营。2010年发布的《关于进一步鼓励和引导社会资本举办医疗机构意见的通知》提出放宽社会办医的准入条件，来自民营医院和外资医院等的竞争，使公立医院面临的压力日趋加大。在市场化改革的冲击下，公立医院普遍已经由单纯追求公益性目标转向追求经济性目标，或至少是由过去不考虑收支情况转向认真考虑收支平衡并积极追求盈余，片面追逐自身经济利益的道德风险行为逐渐显现，公立医院公益性不断弱化。而这些与其承担的社会公共服务功能逐渐背离，导致的直接后果便是，医患关系出现了前所未有的紧张局面。

　　我国公立医院道德风险产生原因绝非简单，医疗体制转型背景下，公立医院改革一直也力图平衡国家干预和市场促进，避免出现偏极端化倾向。但也正是这一综合性的色彩，使我国公立医院在改革走向上出现了错位。这也意味着，体制本身存在缺陷决定了仅靠正式制度约束是远远不够的。

基于此，本书考虑从声誉机制这一非正式制度来突破。声誉作为一种隐性激励约束机制，具有自发实现性、多方参与的广泛性、"冷酷战略"效应及循环积累效应。有效的声誉惩罚机制能够对公立医院形成可置信威胁，从而抑制医院或个人的机会主义行为，也使得医院对患者的承诺成为可置信承诺，最终保护患者利益。作为正式规范制度功能之外的一种重要补充，声誉能降低解决信任危机所需要的总成本。在当下社会公众对公立医院缺失信任的背景下，声誉机制不失为患者参与治理医院道德风险的有效手段。

当然，本书提出声誉视角的道德风险治理，并不意味着它可以取代其他治理手段，而是提出依靠声誉和法制等正式制度共同治理道德风险，因为声誉机制的发挥也必须依托于良好的制度环境。围绕这一思路，在借鉴国内外道德风险及声誉的理论研究成果和实践经验基础上，全书系统介绍了我国公立医院发展背景、公立医院道德风险分析、公立医院声誉治理的框架、声誉显性测量、基于患者响应的声誉作用机制及公立医院道德风险综合治理系统的构建。毫无疑问，公立医院的道德风险治理与声誉提升殊途同归。国内医院道德风险的研究尚缺，希望本书能起到抛砖引玉的作用，为广大学者同仁的深入研究提供一定助力。

才疏学浅，书中错误之处在所难免，敬请读者批评指正！

作者
2014 年 10 月 19 日
于上海

目　　录

1 绪论 ··· 1
　1.1　选题的背景及意义 ·· 1
　　1.1.1　选题的背景 ·· 1
　　1.1.2　选题的意义 ·· 3
　1.2　文献综述 ··· 5
　　1.2.1　道德风险理论研究综述 ···································· 5
　　1.2.2　声誉理论研究综述 ·· 8
　1.3　总体构思 ··· 13
　　1.3.1　研究思路和技术路线 ······································· 13
　　1.3.2　研究框架 ·· 15
　　1.3.3　研究方法 ·· 16
　　1.3.4　研究的创新、不足及拓展方向 ···························· 17

2 我国公立医院的发展与声誉理论互动 ··························· 20
　2.1　我国公立医院简介及发展问题分析 ·························· 20
　　2.1.1　医院和公立医院简介 ······································· 20
　　2.1.2　我国公立医院发展面临的问题 ··························· 25
　2.2　公立医院声誉的内涵及表现 ···································· 31
　　2.2.1　公立医院声誉的内涵 ······································· 31
　　2.2.2　公立医院声誉的表现 ······································· 33
　2.3　声誉机制的研究 ·· 34
　　2.3.1　声誉机制应用的基础 ······································· 34
　　2.3.2　声誉机制的比较优势分析 ································· 34

3 我国公立医院道德风险分析 ·· 38
　3.1　公立医院道德风险的内涵 ······································· 38
　　3.1.1　道德风险的内涵 ··· 38
　　3.1.2　公立医院道德风险的内涵 ································· 39

3.2 道德风险成因的主流研究观点回顾 ··· 42
  3.2.1 委托代理理论视角 ··· 42
  3.2.2 伦理学视角 ··· 44
3.3 我国公立医院道德风险产生的制度原因 ··································· 45
  3.3.1 国内外医疗卫生制度背景比较分析 ······························· 45
  3.3.2 我国公立医院道德风险产生的体制背景和原因 ····················· 48
  3.3.3 医疗体制缺陷下我国公立医院道德风险的表现形式 ················· 52
3.4 公立医院寻租行为分析 ··· 56
  3.4.1 公立医院公益性弱化——寻租视角的分析 ························· 56
  3.4.2 不完全信息动态寻租博弈模型分析 ······························· 58
3.5 公立医院药品采购集体道德风险行为分析 ································· 62
  3.5.1 公立医院集体道德风险的内涵 ··································· 63
  3.5.2 被动的自愿——公立医院药品采购道德风险的集体行动分析 ········· 63

4 基于患者响应的公立医院声誉作用机理 ··· 66
4.1 消费者响应的理论述评 ··· 66
  4.1.1 组织行为对消费者响应影响的回顾 ······························· 67
  4.1.2 消费者响应对组织行为影响的回顾 ······························· 67
4.2 患者响应的描述视角 ··· 68
  4.2.1 公立医院的利益相关群体 ······································· 69
  4.2.2 利益相关者理论 ··· 70
  4.2.3 患者响应视角的确立——患者响应与患者视角的区别 ··············· 71
4.3 公立医院声誉与患者行为选择的双向关系分析 ··························· 71
  4.3.1 公立医院声誉对患者行为选择的影响 ····························· 71
  4.3.2 患者行为选择对公立医院声誉的影响 ····························· 72
4.4 患者响应的公立医院声誉机制分析 ······································· 73
  4.4.1 基于患者响应的声誉互动机制框架图 ····························· 73

5 声誉显化之公立医院声誉测评研究 ··· 79
5.1 声誉测评的研究流派回顾 ··· 79
  5.1.1 声誉测评理论的分类 ··· 79
  5.1.2 国外医院声誉测评的实践活动 ··································· 82
5.2 我国公立医院声誉评价体系的构建活动 ··································· 83
  5.2.1 评价主体的选择——基于患者响应的视角 ························· 84

	5.2.2 公立医院声誉测评内容的确立	84
5.3	公立医院声誉测评体系的构建	91
	5.3.1 实证方法简介	91
	5.3.2 数据处理与指标体系获得	92
5.4	指标与因子的权重分配	103
	5.4.1 指标的得分	103
	5.4.2 因子权重的赋予	105

6 声誉机制对公立医院行为的激励约束影响 107

- 6.1 激励理论相关回顾 107
  - 6.1.1 显性契约与隐性契约的激励作用 107
  - 6.1.2 我国公立医院的内部显性激励约束制度分析 108
- 6.2 声誉激励约束功能之体现 110
  - 6.2.1 声誉激励约束机理 110
  - 6.2.2 患者感知声誉对公立医院道德风险的制约 111
- 6.3 基于医院代理人模型的一个博弈解释——声誉激励约束作用的解释 112
  - 6.3.1 医院管理者经营模型的环境假设 112
  - 6.3.2 强制制度约束下的医院管理者的行为博弈 113
  - 6.3.3 添加私人惩罚成本(声誉)的公立医院管理者博弈模型 114

7 公立医院道德风险综合治理系统的构建 117

- 7.1 声誉机制的响应 117
  - 7.1.1 声誉机制发挥作用的前提条件 117
  - 7.1.2 声誉的实施机制 120
- 7.2 公立医院道德风险的治理路径 122
  - 7.2.1 正式制度建设的声誉实施外部环境保障 122
  - 7.2.2 强化内部控制机制,优化声誉运行的内部环境 125
  - 7.2.3 声誉多方管理路径 128
  - 7.2.4 伦理道德治理机制 135

附表1 公立医院声誉评价指标调查问卷1 138
附表2 公立医院声誉评价指标调查问卷2 140
参考文献 142
后记 153

1 绪 论

本章简要介绍本书研究的一些基本概况,主要阐述本研究选题背景和意义,在文献综述的基础上,提出研究思路,介绍本研究的框架、拟采用的研究方法与研究创新、不足和拓展方向等内容。

1.1 选题的背景及意义

1.1.1 选题的背景

改革开放以来,在宏观经济体制市场化转型的大背景下,医疗卫生体制也处于计划体制向市场体制的渐进转变中。基于生命健康权的神圣性,作为承担医疗服务供给主要任务的公立医院,在转型过程中必须始终坚持公益属性,但事实上,在转型的阵痛中,公立医院的公益性不断被弱化。20 世纪七八十年代,政府投入占医院收入的比重平均为 30% 以上,此后这一比重逐年减少,即使是在抗击非典时期政府投入大幅增加的情况下,这一比重也仅占 8.4%。自 2000 年医疗服务机构分类改革开始,政府大力鼓励医院自主经营,对其投入不断减少。可以发现,在市场化改革的冲击下,公立医院普遍已经由单纯追求公益性目标转向追求经济性目标,或至少是由过去不考虑收支情况转向认真考虑收支平衡并积极追求盈余,公立医院为在市场化过程中占有一席之地而片面追逐自身经济利益的行为逐渐显现,这些行为与其承担的社会公共服务功能逐渐背离,越来越多的公立医院道德风险问题频繁出现。此外,2010年发布的《关于进一步鼓励和引导社会资本举办医疗机构意见的通知》提出了放宽社会办医的准入条件,所带来的源自民营医院和外资医院等的竞争,使公立医院面临的压力日趋加大。由此,很多公立医院在维持日常经济运营的同时也跨越了公益性的底线,公立医院道德风险问题更加典型,这也造成患者对公立医院的信任日益下降,医患纠纷层出不穷。

公立医院道德风险问题作为公益性与市场化逐利动机之间的矛盾显现,导致的直接后果是:①"看病难、看病贵"问题加剧。很多地区由于看病就医的地理可及性较差,医疗资源的分布与患者的获取意向之间存在矛盾。道德风险通过影响医疗产品供给,进一步加剧了医疗资源分配结构不合理、不均衡的"看病难"现象。而"看病贵"更是由很多因素综合导致,除了人口结构变动、疾病模式转变、技术水平提高等带来价格上涨这些合理性因素外,医疗服务机构及从业人员基于牟利动机,提供过度医疗服务的道德风险也是医疗服务价格上涨的重要因素。道德风险的具体表现可谓五花八门,比如进行各种不必要的检查和治疗、滥开处方、搭车销售非医疗服务和产品等。其中较为普遍的问题是医药合谋,医生靠向患者兜售药品特别是高价药品牟利,已经成为近年来全社会普遍关注,甚至怨声载道的问题。②医患矛盾日益加深。医患矛盾由很多因素造成,包括医疗服务无法满足患者需求、医疗事故等,这其中有医院的非过错因素,也有医院的主观责任,而医德缺失的道德风险一直以来是大众所不容的,这被视为对生命的亵渎,每每发生这些事件,医院总被推到风口浪尖。如2009年南京市儿童医院"徐宝宝事件"、2013年陕西富平县产科医生贩卖婴儿案等便是道德风险缺失的典型案例。部分医生行医道德缺失的牟利行为,以及相关医务人员的冷漠甚至不惜采用有害手段以获取自身利益,造成不少患者投入了高额诊疗费用但并未能获得合理有效的预期治疗。在既有的医患关系紧张的情况下,这些事件使得患者与医院本已尖锐的矛盾进一步激发,形成了很严重的社会问题。

在我国宏观经济市场化转型的背景下,公立医院道德风险的产生有其必然性。针对这一问题,不断调适的医疗卫生政策可以看成是治理道德风险的有力的制度保障。但基于客观信息不完全、制度改革受到多方阻力的现实情况,以及医疗体制路径依赖的惯性以及相关利益集团的阻力等,政策制度的执行需要承担巨大的交易成本。正式制度的弱有效性不可避免,这决定了解决公立医院道德风险需要其他途径加以补充。很多案例显示,探索解决医院道德风险另有路径。国内学者邓晓辉(2004)认为,在可支配时间相对稀少和信息不对称的条件下,消费者判别产品和服务的优劣标准会相对简化,即主要根据声誉来做出判断和选择,良好声誉可以成为优质产品和优质服务的信号。作为医疗产品消费者的患者,其行为选择也同样受到提供医疗产品医院的声誉影响,如病人在就医选择时愿意因医院或医生的声誉多花时间或金钱。综上所述,鉴于医疗体制改革的弱有效性、公立医院发展困境、医患冲突激发等问题,笔者认为声誉机制不失为解决这"三位一体"矛盾的新突破口。

本书从公立医院声誉视角出发,旨在弥补医疗卫生政策渐进式改革过程中因效果滞后导致的公立医院改革缺陷,进而为公立医院改进服务质量、提高市场竞争力、挽回患者信心提供新的途径。笔者认为,依托于客观现实和主观认知的隐性声誉机制,可以实现患者对公立医院评价的改变,由此促进显性政策制度的作用发挥,双管齐下遏制公立医院道德风险。

1.1.2 选题的意义

从选题意义上看,尽管近年来有大量文献研究了医疗服务市场及医疗保险领域的道德风险问题,但是围绕公立医院道德风险及其治理的研究少之又少。因此,本书针对公立医院道德风险问题及其治理,从声誉视角进行深入研究,以期为这一问题的解决提供新的思路。

医疗卫生体制改革尤其是公立医院综合配套改革被视为解决公立医院道德风险的政策试金石。但从目前情况来看,公立医院改革仍处于探索过程中,其改革方案的实施也遭受相关利益集团的阻力。国务院2012年3月印发的《"十二五"期间深化医药卫生体制改革规划暨实施方案》中指出:"积极推进公立医院改革,坚持公立医院公益性质,以破除'以药补医'机制为关键环节,以县级医院为重点,统筹推进管理体制、补偿机制、人事分配、药品供应、价格机制等方面的综合改革。"这一规划内容显示,公立医院改革纷繁复杂、任重道远,其道德风险问题一直是尚未彻底解决的难题。"自上而下"的改革政策尽管统筹效果好、强制力大,但是由于各利益集团相互间复杂博弈,使得公立医院改革进程缓慢,没有触及本质的变革。公立医院改革本质上是有关利益集团的博弈,这一博弈规则决定了不大可能出现短时期内特定利益集团利益严重受损的情况,决定了公立医院改革的非剧变性,也决定了公立医院改革是一个渐进漫长的变革过程。正是基于这一分析,笔者在本书中选取作用范围广、具有自发性等优势的声誉机制作为突破点,试图作为抑制公立医院道德风险的尝试,最终希冀能有效助力公立医院改革。

自 21 世纪起,声誉机制在市场化程度较高的企业领域运用得十分广泛。企业在历经价格、质量和服务竞争后,已进入了声誉竞争的新阶段,且声誉还能作用于处在终端环节的消费者,对其获取利益也具有显著的作用。从已有研究来看,研究者对声誉的研究已不仅局限于企业,"国家声誉"也日益成为研究的新热点,许多国家开始关注自己的声誉状况并积极地测量及管理声誉(Passow,Fehlmann & Grahlow,2005)。瑞士传媒学者 Passow 等与 Fombrun 领导下的声誉研究所合作,在企业声誉商数(RQ)的基础上开发出了"Fombrun-RI 国家声誉指标体系"(CRI)。而世界各地包括高校在内的其他组织也逐渐成为声誉测评的对象,如英国《泰晤士报·高等教育副刊》根据国际学术界 13 000 名学者对各高校的观点,公布了 2011 年全球 200 所大学的声誉排名。国家、企业、社会组织各个层面都日益关注声誉的存在与价值。

鉴于声誉机制的优点和医疗行业的特殊属性,声誉机制与公立医院道德风险问题的解决有着必然的关系,从这一角度出发,本书研究意义主要表现为:

从理论意义上讲,能充实声誉机制解决道德风险问题的理论体系。目前国外成熟的研究理论主要聚焦于企业声誉机制,包括声誉作用机理、声誉与其他变量间关系的实证研究、声誉管理等。但对医院声誉的研究尚未形成鲜明的体系,理论界主要停留在定性层面的内涵、价值确定上,对医院声誉的作用和传播机制、医院声誉的测评、声誉机制如何治理医院道德风险等深层次学术问题研究稀少。此外,在进行理论探讨时,笔者也考虑到我国公立医院特殊的制度转型背景,注重共性之上的特性分析,力求从新的理论视角——患者响应角度的声誉机制分析出发,基于患者等群体的诉求来界定声誉内涵、确立声誉机制作用机理、测量公立医院声誉,层层铺进直至声誉治理,依靠声誉链的系统研究治理公立医院道德风险问题。

从实际意义上看,若将声誉机制大力推广并使其有效运转,将能配合具有强制力的法律政策,从而共同治理公立医院道德风险。目前,政府依据医疗卫生法律等正式制度来大力规制道德风险,但是受到政策的效果时滞和这些正式制度本身的实施力度、惩戒难度等弱有效性的缺陷影响,道德风险导致的直接结果——医患纠纷、"看病难、看病贵"等问题并未得到缓解。学者们也意识到,医院之间,尤其是同级别医院之间,在经历了仪器设备竞争、质量竞争、服务竞争之后,已进入了新一轮的声誉竞争。在医疗体制改革效果滞后和现有法律惩戒难度大的情况下,声誉机制作为一种自发的机制,执行成本更低,履行效率更高,综合交易成本相对更低,在很大程度上可以弥补正式制度的缺陷,不失为解决公立医院道德风险的有效途径。

从宏观微观的视角来看,本书的研究意义表现在:于微观层面而言,声誉能促进公立医院主动自发改进,为民众提供及时合理的就医信息,缓解医患矛盾,挽回患者对医疗市场的信心。而本书从患者视角出发的公立医院声誉评价体系的构建,提供了了解有关公立医院客观信息的有效手段,能弥补目前政府依据《医院管理评价指南》对医院实施"自上而下"的绩效测评的评价范围狭隘、评价不客观等缺陷。于宏观层面而言,对声誉效应的聚焦和声誉传播重点的把握能有效地指导以公益性为主导的医疗改革政策走向,进一步明确公立医院改革的方向和内容,为改革提供政策参考和建议,有助于从根源上解决"看病难、看病贵"和医患矛盾等难题。

1.2 文献综述

1.2.1 道德风险理论研究综述

1.2.1.1 道德风险问题的主要研究积累

道德风险问题在经济学领域中的研究始于保险业的保险合同,此后,学者们把涉及契约或合同的经济领域其他本质相同的问题都归结为道德风险问题。在不同的研究中,学者对道德风险的阐述不尽相同。信息经济学认为,道德风险源于委托代理关系的存在,由于信息获取不对称这一客观事实的存在,代理人容易利用这一空隙操作,出现"道德风险"行为。而经济伦理学则将道德风险视为"理性经济人"伦理道德沦丧。人类社会活动具有正式和非正式约束两种约束形式,道德风险的治理更多需要作为较高层次伦理道德的非正式约束来安排。近年来,学术界蓬勃发展的新制度经济学研究则从人的机会主义行为出发,以人的有限理性和机会主义行为倾向为基本假定,认为人在追求自身利益的过程中会采用非常微妙且隐蔽的手段,这些手段中不乏道德风险行为。尽管研究视角不同,但三个领域在诠释道德风险问题的本质上如出一辙,即主体会利用信息不对称的优势,以各自利益实现为目标做出违反契约的非道德行为。

在医疗领域,关于道德风险的最早研究是 Kenneth J. Arrow(1963)对美国医疗保险市场的研究。他发现,由于医疗保险市场的不完备性和信息有效性不足,医疗保险领域存在某种类型的市场失灵,在此基础上他提出了道德风险问题。近年来,国内学者对于医疗保险的研究颇多,关于道德风险问题主要集中在医疗保险市场与医生方面,并按此将道德风险分为需方(患者)道德风险与供方(医院)道德风险。在王锦锦(2007)、范全彬(2006)的研究中,供方道德风险被归结为医疗服务提供者诱导需求产生的原生道德风险,需方道德风险则是因医疗服务需求者过度消费产生的派生道德风险。

国内关于以医院为主体的道德风险研究尚不多见,已有研究主要将医院(包括医院和医生两个层面)作为道德风险制造方,利用委托代理理论解释这一问题的内在理论机制。认为公立医院同企业一样,也依赖契约而设立,同样处于委托代理关系链条上。第一层次公立医院委托代理关系是委托人(国家)和代理人(医院经营管理者)之间的关系。在公立医院所有权和经营权分离的情况下,作为委托人的政府履行着出资者的职责,对公立医院的资产享有事实上的财产终极所有权(理论上其终极所有者是特定范围内的所有群众),政府任命代理人经营公立医院。由于医院资本是由国家投资的,在信息不对称的情况下作为代理人的公立医院经营者更愿意从事有利于自身利益的投资,一般会采取各种手段来隐藏自己的利己行为,而这些行为多是与医院所有者的利益相冲突,且不易被委托人发现,于是就出现了道德风险问题。第二层次公立医院委托代理关系是医生与患者之间的委托代理关系。其中,患者是委托方,医生是代理方,这层委托代理关系产生的道德风险主要源于医生对患者的诱导需求。罗默法则——"只要有病床,就会有病人"(Roemer,1961)最早揭示了医生的诱导需求理论,即医方会利用其信息优势,为实现其目标收入做出诱导患者过度消费的行为。市场化改革背景下,财政支持减少的客观现实造成了公立医院经济补贴严重不足,这一现实进一步加剧了医生对患者的诱导消费行为。但事实也表明,受到约束条件的影响,医生并不会在任何情况下都做出这种行为。如出于职业道德的约束以及自己名誉风险的压力,诱导需求会增加医生的心理成本,由此带来负效用。从成本收益角度考虑,只有当诱导需求带来的收入增加产生的效用足以抵消其带来的精神压力和名誉风险等的负效用时,诱导需求才会发生。

通过文献梳理研究,笔者发现,现有道德风险研究不足之处是:对于公立医院道德风险的研究仍未脱离古典经济学的正统分析,深入从制度角度做出的探究较少。公立医院无法离开制度环境的制约,因而其改革的历史是一部公立医院与制度环境变革抗拒的历史,关于公立医院的任何衍生问题都必须从其所处的制度环境来分析。同样,为解决医疗体制改革中的公立医院道德风险问题,需要选择借鉴理论与实践前沿的最新成果,根据我国具体国情,通过制度比较,发掘解决公立医院道德风险问题的途径。

1.2.1.2 道德风险的既有治理方法

对于企业来说,道德风险的治理自 Berle 和 Means 提出"现代股份公司所有权与控制权分离"的命题后,就已经成为国际性的研究课题。关于此研究,传统角度大多从治理结构、法律及行政系统所认可的正式制度来探讨治理问题。围绕公立医院,有学者从医院法人治理制度安排来解决公立医院的委托代理问题,如王静梅(2009)提出,委托人必须建立一套有效的医院治理制衡机制来规范、约束并激励代理人的行为,确立公立医院法人主体地位,完善公立医院法人治理结构,进而从根本上治理道德风险。

随着现代市场经济的发展、公司规模与业务范围的扩大,公司利益主体多元化和利益关系复杂化日趋明显。同样,市场环境的多样性和利益主体的多元化使得公立医院处于复杂的社会网络中,加之信息不对称性与制度缺陷等客观事实,单纯依靠正式制度来约束利益主体行为的效果是不完全和滞后的,也会使得某些主体的权益无法得到保障。基于这种情况,除了以更科学、合理的事前契约——法人结构、制度安排来规范主体行为外,客观上必须有更具指导性、能在更广义的范围内调节主体行为的行为准则。在这种情况下,参与人需要采用其他方法来控制道德风险,这些方法包括内部的一体化、专用性资产投资和关系规范、声誉机制。

首先,内部一体化本质上是产权一体化之下所形成的一体化组织,在系列规范一致的准则下,基于共同的目标而减弱道德风险行为。这种方式是通过产权变化来实现的,较为根本。其次,基于合作关系进行的专用性资产投资是指,一旦投资人违背合作关系,该资产价值就会大大降低。为力图保证资产的价值,投资人会遵守合约规定,由此起到控制道德风险的作用。再次,关系规范则是双方通过共同的规范和价值来制约道德风险,如公司伦理道德体系,这是对在一定范围内基于信任关联交易方之间的约束。相对而言,以上三种方法有各自的专有特性和适用环境,应该做到具体类别具体运用。而声誉机制作为降低道德风险的方法具有普适性,不同组织、不同环境之下都可有效运用这一机制。近几年,声誉作为更广义范围内的调节方法开始被越来越多的组织所认可接受。企业、银行等组织,声誉机制运用于道德风险的解决已较为普及。医疗领域,学者李文中(2008)在对医方道德风险分析中,将声誉机制作为调节方法,提出可以通过引入竞争机制、推进"医药分家"改革、倡导医患互动、强制信息披露和延长公立医院院长的任期等举措来治理医疗服务市场的道德风险。本书也正是基于声誉的广泛性和普适性之优点,围绕声誉如何解决道德风险开展重点研究。

1.2.2 声誉理论研究综述

1.2.2.1 声誉理论的基本研究

声誉的研究源于经济学领域,自20世纪70年代以来,一些经济学家将声誉引入经济模型,从不同角度对声誉展开分析。声誉理论产生于激励理论,在信息不对称的客观环境中,激励理论被用来解决代理人的"道德风险"和"逆向选择"问题,从而实现委托人效用最大化。自20世纪80年代以来,声誉理论研究进一步深入,动态博弈理论被引入委托代理关系的激励研究中,由此声誉开始作为保证契约诚实执行的重要机制。Kreps,Wilson,Milgrom和Roberts(1982)等人指出,在多次重复交易中,经营者基于长远预期收益,将非常在意声誉,从而会提供更加优质的劳动。

随后,管理学者也开始对声誉进行研究。部分管理学者基于资源角度,研究了公司声誉及其对公司市场优势的影响,认为声誉是稀缺且难以模仿的珍贵资源,它可以使公司在市场竞争中获得竞争优势。如 Koys(1997)研究了人力资源声誉的优势,Fombrun 和 Shanley(1990)发现企业在社会责任和财务绩效方面的声誉都会对公众产生重要影响。表1-1总结了国外声誉初始研究阶段的情况,可以看出,早期的研究主要从声誉的产生和外在影响方面出发来揭示声誉重要性,其主旨是声誉能降低信息获取成本。

表1-1 声誉问题的初始研究情况

研究者	声誉的定义	角度
Weight 和 Camerer(1988)	从公司以前的事情推断出公司的属性	产生
Allen(1984)	如果公司曾生产过低质产品并广为人知,那么该公司获得坏的声誉	影响
Klein,Leffler(1981)	声誉是私人装置,并能在缺乏第三方强制条件下,提供保证合约绩效的激励	影响
De Jong,Forsythe 和 Lundholm (1985)	良好声誉的代理商收到有质量保证的价格,这种价格超过了提供高质量服务的成本	影响

续表

研究者	声誉的定义	角度
Shapiro(1983)	声誉只有在不完全信息世界中才有意义,如果消费者相信公司的产品是高质量的,那么该公司具有良好的声誉	产生
Beaty 和 Ritter(1986)	由于同潜在购买者的重复交易,投资银行可以建立一个声誉,并获得声誉租金	产生
Nayyar(1990)	声誉执行了一个隐性合约,它是通过卖者对未来需求的关心来实施的	影响
Rao 和 Bergen(1992)	声誉好的卖者会比那些声誉差的卖者卖的价格要高	影响
Hall(1992)	声誉是通过个体特性化来形成竞争优势的主要因素,它表现了个体的知识和情感	产生和影响

资料来源:Debi Prasad Mishra. The conceptualization and measurement of suppliers' reputation display in asymmetric marketing relationships. Journal of market focused management,1998,3:126

在已有的关于声誉的研究对象中,主要是个体和企业这两类主体。在对个体声誉的研究中,较多的是关于企业经营者的声誉,认为通过观察经营者过去的行为可以预见其将来的行为,即过去的声誉表现会影响到其他受众对他的认可与选择。目前,关于声誉的研究主要集中并成熟于作为群体的企业等其他组织。本书借鉴企业声誉的理论体系和研究方法,希望为我国医院的声誉研究开辟新的思路。

1.2.2.2 企业声誉的研究概况

(1) 企业声誉的研究视角

1997 年,Fombrun 等在《企业声誉评论》创刊号上,梳理并追溯了六个学科有关企业声誉的理论渊源。这六个学科分别是经济学(主要为博弈论和信息经济学)、战略管理(含部分产业组织学的内容)、会计学、营销学(主要是品牌策略)、组织学和社会学(主要是社会识别过程)。而本书主要从研究成熟度较高的经济学和管理学领域出发,对这两个方面给予重墨回顾。

①经济学角度:源于信息不确定性条件等因素,市场中的交易成本是客观存在的。而利用博弈论和信息经济学可以证明,声誉本质上具有降低交易成本的功能。博弈论将企业作为个体研究其个性特征,解释并论证企业的策略行为,如 Kreps 和 Wilson(1982),Milgrom 和 Roberts(1982)利用重复博弈理论,分析了在面对新的潜在进入者时,在位者策略的声誉效应。他们证明,在进行多阶段博弈时,声誉机

制起到很大作用,上一阶段的声誉往往影响下一阶段及以后的效用。由此,非道德类型的经营者就有可能假装成道德类型的经营者来建立声誉,以期在博弈结束时利用声誉获取更高的效用。

信息论侧重于声誉的信息性内容(Fombrun & Van Riel,1998)。鉴于信息不对称的客观存在,外部观察者只能依靠企业的外在中介显示来获取企业的行为取向。消费者之所以选择企业声誉这一中介显现,是因为他们对企业所承诺的质量和可靠性等真实信息的了解并不如企业管理人员多(Grossman & Stiglitz,1980),因此只能依靠这种获取声誉信息的方式来做出判断。由此信息经济学家认为,声誉给外部观察者带来了可信性和可预测性的感知。企业及其产品的许多性质是隐性的,声誉作为信息能把信号传递给观察者,使其信赖企业的产品和服务(Fombrun & Van Riel,1999)。

②管理学角度:管理学学者通常从资源观视角来研究企业声誉,他们认为声誉是稀缺的、难以模仿的珍贵资源,能使企业在市场竞争中获得优势。他们把声誉看作是具有组织特征的信息(比如质量声誉、创新声誉),如 Koys(1997)研究了人力资源声誉的优势,而 Fombrun 等(1990)发现,公司在社会责任和财务绩效方面的声誉都能对公众产生影响。进一步地,管理学文献研究了声誉对一些企业战略的影响,这些战略包括进入威慑(Clark & Montgomery,1998)、兼并(Dranove & Shanley,1995)、联合投机(Dollinger,Golden & Saxton,1997)等。

企业声誉被视为行业结构层面的一个独特组成元素。战略学者认为,声誉是无形资产,是竞争对手难以模仿、获得或用其他元素替代的,由此会形成流动性壁垒,使声誉能够获得持续的竞争优势。而会计学者将企业声誉看作是多种无形资产中的一种,尽管声誉的测度是非常困难的,但会计学尝试进行了具体的计量。此外,营销学者从品牌和广告的角度认识公司声誉,将声誉看作品牌战略的重要部分。这一研究角度也是源于资源观,但其独特之处在于,营销学者更为强调公司理念、广告形象和过去的绩效对公司声誉的影响。

可以发现,从管理学角度来看,大部分学者都认为企业声誉是一种稀有且具有价值、难以模仿的无形资产,因而是实现战略性竞争优势的有用工具。

(2)声誉内在机制的研究流派

对声誉机制的研究有助于阐释市场中各个要素间的相互关系,有助于理解主体行为的形成和改变,是深层次揭示声誉作用规律的有效途径。依照郑志刚(2002)的定义,声誉机制是介于单纯建立在重复关系上依赖博弈双方自我实施的声誉与以国家强制力为实施保障的国家司法系统之间,或者依靠社会规范,或者依靠缺乏强制力的私人司法系统来组织实施的围绕合约执行而展开的有关社会成员商业行为的信息披露、纷争的仲裁、欺诈行为的惩罚等活动的规则和程序的总称。

目前,理论界关于声誉机制较为成熟的理论如下:

①标准声誉理论:标准声誉理论,又称 KMRW 声誉模型,是 Kreps、Wilson、Milgrom、Roberts(1982)利用声誉来解释企业存在的原因而形成的一种较为独特的企业形成理论。标准声誉理论较早地为声誉机制的存在奠定了经济学基础。"声誉能够增加承诺的力度"是这一理论的基石。标准声誉理论认为,企业的出现实质上是为了在不完全契约下建立声誉,声誉的作用在于为关心长期利益的参与人提供一种隐性激励以保证其承诺行动,成为显性合约的替代品,进而达到减少市场交易费用的目的,而并不是通过权威的方式将交易内部化。从动态博弈的角度,这一理论认为在进行有限次重复博弈时,上一阶段的声誉往往会影响到下一阶段的效用,最后理性经济人会选择做出维护和建立声誉的合作行为。

②声誉交易理论:这一理论的前提是将经济主体的声誉看成一种资产;Kreps(1990)进一步研究认为,声誉是长期生存的无形资本。将企业名称作为声誉的重要独立变量,基于"产权的变动不可观测、产权的变动是企业声誉的价值源泉"的假设,Tadelis 用一个纯的逆向选择模型,研究了附属于企业名称的声誉如何传递有关企业及其所有者的信息。同时,他根据不同类型的企业能在声誉的交易中获得不同利益,明确了两种声誉效应——"声誉的建立效应"和"声誉的维持效应"。前者是指,好企业相对差企业而言,更容易建立自己的声誉,因为好企业在战术或战略上会对声誉给予更多投入。后者是指,好企业一般比差企业更倾向于维持好的声誉,因为好企业能够通过维持好的声誉而在长期中获利,这反过来又激励他们愿意为好的声誉支付更多费用。

③声誉信息理论:Macaulay(1963)早在其商业关系合同订立的研究中,就强调了商号间的信息交流能够替代正式合同及公共法律体系,限制行为人的机会主义倾向,降低搜索成本以及减少可能出现的逆向选择问题。经济学家们(如 Kreps & Wilson)也早已认识到,声誉信息的广泛流动能够提高市场运作效率。但直到最近几年,他们才开始深入研究声誉信息理论,将声誉看成是反映行为人历史记录与特征的信息。声誉信息在各个利益相关者之间交换、传播,形成声誉信息流、声誉信息系统以及声誉信息网络,成为信息的显示机制,能有效限制信息扭曲、增加交易的透明度、降低交易成本。在关系声誉信息网络的研究中,Cole 和 Kehoe(1996)研

究了声誉网络的"溢出"效应,认为声誉常常会超越交易范围而对范围之外的个体产生影响,而声誉极大地依赖于负面的口头交流所发生场所的范围以及在这个场所中与交易伙伴间的可能交易数量。

④利益相关理论:Freeman 将利益相关者定义为"能够影响一个组织目标的实现或者能够被组织实现目标过程影响的人"。著名经济学家奥利弗·威廉姆森(Oliver Eaton Williamson)提出,利益相关最终根源于个人和组织对公司做出的专用性投资,包括人力资本的专用性、物质资产的专用性、特定契约服务的资产。由于资产的专用性,企业与其他主体紧密联系,形成具有不同特征的各自相互关系。由此,按照其与企业的关系密切程度,可以将这些利益主体分为三类:现存、潜在和预期型的利益主体。声誉是在社会网络中建立起来的,通过社会机制的运作,各种利益群体之间(员工、消费者、债权债务人、同行业竞争者、政府等)以不同的社会距离形成相互关系。缪荣等(2007)提出,声誉的建立过程遵循"木桶"原理,需要其中每一类利益相关者的支持,任何一类利益相关者如果选择不支持,都会使声誉处于危险的境地。

⑤声誉问题的其他理论研究:其他理论还包括声誉激励的研究。关于声誉与激励问题,Holmstrom(1982)提供了一个原创性分析,他的代理人市场声誉模型证明,市场上的声誉可以作为显性激励契约的替代物。而激励主要集中在对企业家的激励中,国内学者姜涛(2010)在研究企业家声誉时,提出了全新的企业家声誉结构,认为需要全面地认识企业家追求声誉的复杂动机,如从企业需求、控制权安排、外部环境和企业家个人特质四个方面寻找影响企业家声誉形成的复杂因素。

1.2.2.3 现有声誉理论研究与实践要求的落差

国内外学者关于企业声誉的内涵、测评和机制等有较为深入的研究。但关于医院的理论与实践研究依旧很不充分,缺乏翔实有力的声誉内涵界定、声誉测定识别和声誉作用机理等研究。

(1) 医院声誉的内涵界定不明确

尽管对医院声誉这一术语有从不同角度出发的表述,但都未脱离主流多元利益相关者和以医疗服务为中心内容。从多元利益相关者出发来界定声誉,意味着声誉必须有很强的包容性。但运用到医疗领域,包容性易导致医院声誉宽泛化,甚至会使得公立医院无法满足首要的患者诉求,且这种宽泛性又造成医院声誉与医院形象、医院品牌等范畴的界限不是很清晰。此外,以医疗服务提供为中心内容的声誉认知是局限的,并不能全面体现声誉对于医院发展的作用,包括医院的管理、经营和社会责任承担与声誉的内在关系,由此会导致医院在日常声誉管理中无法树立科学正确的声誉管理意识。

(2) 医院声誉评价方法有待完善

运用利益相关者理论进行的声誉评价已经非常成熟,但并不是说这一声誉评价方法没有问题。Hutton(2001)的研究认为,目前评价企业声誉的指标(如《财富》杂志所用的标准)存在缺陷,否则企业总体公关支出与声誉排名的相关度不会那么低。而 Fombrun-Harris 框架较《财富》指标有了重大改进,但仍有一个核心问题没得到解决,即声誉本身是一种整体印象,整体的评价不太可能用孤立的指标来衡量。对于评价医院而言,各类利益相关者有着不同的评价标准,但现行的各类测评方法都只是把声誉定义为系列指数的加总,是否能够真实客观地反映声誉还值得商榷。

(3) 医院声誉管理意识薄弱,管理体系还不完善

首先,在品牌管理和公关管理方面,医院就已经滞后于企业等组织。计划经济时期,政府主导医院的保护色彩导致医院基本上不会面临破产等情况,造成医院缺乏竞争发展意识,对品牌和公关管理的实践活动非常少,至于声誉管理就更为滞后。目前在医院中,声誉管理及其体系建设更多只是体现为一种理念,它在医院内部管理中的位置和落实还比较模糊。声誉管理由什么部门执行、如何执行等问题都未得到有效解决。

1.3 总体构思

1.3.1 研究思路和技术路线

本研究以公立医院道德风险的声誉治理为主要研究内容,在声誉机制分析中,以患者响应理论为视角,分析患者行为选择的声誉作用机理,并基于患者这一利益相关群体的认知来识别公立医院声誉构成,测量声誉值,最终提出依靠声誉、法治政策等共同治理公立医院道德风险的途径。本书在理论分析的基础上,提出研究假设,通过实证研究和模拟分析进行检验,最后讨论总结,并展望未来相关领域的研究趋势。总体技术路线如图 1-1 所示。

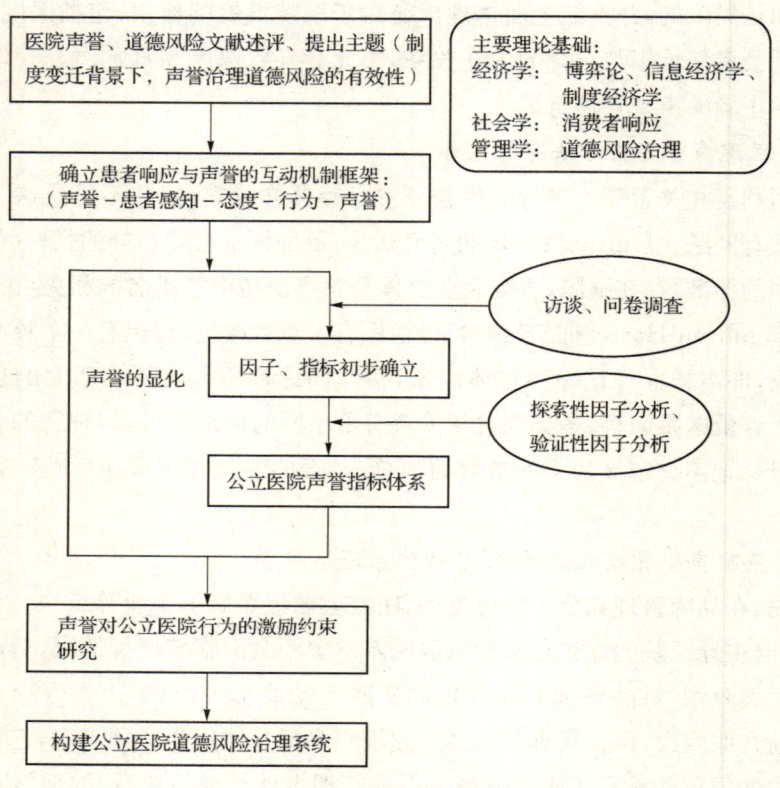

图 1-1 技术路线图

首先,提出问题。受医疗卫生制度变迁的效果时滞、正式制度本身的有效性缺陷影响,承担主要医疗任务和公益责任的公立医院背离患者利益的道德风险问题时有发生。声誉机制作为一种自发机制,执行成本更低,履行效率更高,交易综合成本更低,很大程度上可以弥补正式制度的缺陷。公立医院发展较为成熟,医院的声誉和品牌意识较高,所以声誉对公立医院道德风险解决的适用性也较强,这些使得本研究具有一定的针对性和科学性。

其次,分析问题。患者响应与医院声誉的互动机制框架——"公立医院声誉-患者感知-态度-行为-公立医院声誉"是本书安排的内在逻辑,循环框架的验证分析和构建落实具体分为两个步骤。第一个步骤"公立医院声誉-患者感知-态度"是将模糊的声誉转化为患者客观认知并确立态度的过程。为了将逻辑概念落实到具体可操作层面,使得声誉从定性的概念转化为可识别的定量概念,对应操作便是确立公立医院声誉的驱动要素(影响要素)和指标体系。在医院声誉的构成驱动要素及定量测评模型的具体构建上,本书以公益性为基准、患者利益为本提出架构设想。

最后,解决问题。循环框架中的第二个步骤"态度-行为-公立医院声誉"是公立医院道德风险治理的内在理论基础。基于一定态度,患者会做出不同的行为选择,不同的选择行为会影响到公立医院经营绩效等发展,由此最终实现对医院声誉的激励和约束。在通过声誉实现的激励约束之下,公立医院会减少道德风险行为。而最后一部分则是提出具体的声誉规制途径,依靠医院内外部治理规范等综合配套机制,构建公立医院道德风险治理系统。

以上研究思路阐释了声誉与公立医院道德风险解决之间的联系,研究结论力图在丰富我国公立医院声誉管理内涵的同时,为公立医院道德风险解决提供有效的方法支撑。

1.3.2 研究框架

基于以上研究思路,全书内容落实如下:

第一章:绪论。主要阐述选题的背景,并在此基础上提出了本研究的基本问题。在文献梳理后,回顾归纳道德风险和声誉理论的研究状况。介绍研究思路,结构安排,拟采用的研究方法、创新等。

第二章:我国公立医院的发展与声誉理论互动。回顾总结卫生医疗领域中的公立医院的发展及存在的问题、声誉的内涵及其表现特征等基本概况,为下文开展声誉促成公立医院道德风险解决的研究作铺垫。

第三章:我国公立医院道德风险分析。回顾主流经济学的委托代理视角、伦理学视角对道德风险的解释,重点以制度失效的新视角来寻求道德风险产生的根源。从以下几个方面重点展开:国内外医院的制度背景分析,我国医疗体制的特殊性和医疗体制的路径依赖、时滞变迁问题,体制缺陷的链级矛盾——公立医院道德风险的具体表现形式。由此提出在既有的常规制度途径解决失效背景下,声誉机制解决道德风险问题的可行性。

第四章:基于患者响应的公立医院声誉作用机理。声誉互动机制框架图主要分析公立医院声誉将如何影响患者态度及行为选择、患者行为对公立医院声誉的激励约束功能。框架图共包括两条路径:①"公立医院声誉-患者感知-态度",其中声誉的测定是这一路径支撑的主要活动,主要对应第五章;②"态度-行为-公立医院声誉",即患者在认知医院声誉后,会做出怎样的行动进而激励约束医院,由此促使医院自主减少道德风险行为,这一路径是公立医院道德风险治理的内在逻辑,对应了第六章与第七章的内容。

第五章:声誉显化之公立医院声誉测评研究。为使患者等群体认知客观有效的医院声誉信息,应建立有效的声誉评价框架体系,主要工作包括:通过文献收集和归纳研究,首先确立测评模型框架。其次,利用专家咨询和文献归纳法设计公立医院声誉评价指标,收集江苏省经济发展呈现不同梯度的苏南、苏中和苏北地区的公立医院患者认知数据。最后,对所获取的数据利用探索性因子分析和验证性因子分析等数理统计分析方法,确立公立医院声誉测评量表。由此,使声誉从理论层次上升到实证角度,从隐性概念转化为显性可测概念,声誉机制得以有效发挥。

第六章:声誉机制对公立医院行为的激励约束影响。研究内容包括:通过分析激励约束机制,研究患者在获知声誉值后不同的行为选择将如何影响公立医院的行为,由此促使医院形成减少道德风险的意识并切实履行行为。这部分研究架构了公立医院声誉与道德风险解决的内在桥梁。

第七章:公立医院道德风险综合治理系统的构建。主要内容是声誉对道德风险的治理路径。提出从医院内部治理和包括患者、第三方的外部治理,以及基于道德伦理的治理共同着手,发挥声誉机制软性约束功能,体现声誉规制公立医院道德风险的应有作用。

1.3.3 研究方法

在整个研究过程中,利用多种理论对问题综合分析,采用规范分析与实证分析相结合、定性研究与定量研究相结合的研究方法。

(1) 文献研究法

笔者阅读和比较研究了以往的相关文献,充分了解前人的研究成果及不足,找到本研究的切入点。收集的文献主要涉及声誉机制、测评理论、消费者响应、医院声誉方面的成果。主要使用的数据库有中国学术期刊全文数据库(CNKI)、EBSCO全文数据库、PQDD博士学位论文全文数据库等。其他数据检索手段还有:相关经典理论书籍和手册;相关研究机构的网络主页,如从声誉研究所(http://www.reputationinstitute.com/main/home.php)、《财富》杂志数据库(http://www.timeinc.net/fortune/datastone/ndex.html)、哈里斯互动调查机构(http://www.harrisinteractive.com/RQ)等获取相关经典理论文献和最新研究动态。

(2) 访谈研究法

在确定医院声誉评价维度的基本框架之后,收集相关文献,通过与相关专家的深入探讨,有针对性地、系统地开展声誉维度与指标的初步构建和完善活动。并深入医院与患者进行访谈,获取较为完善的初步指标,对初步设计的指标体系再由相关领域的专家提出意见进行取舍。

(3) 问卷调查法

问卷调查法是本书的主要研究方法,问卷调查的对象是医院就医的患者。在小规模的预调研之后,对问卷进行修正,设计出较为全面的、理解无争议的初步问卷,之后选取江苏省三个不同社会经济水平地区的规模较大、发展水平处于同地区较高水平的三级甲等综合性医院作为受访点开展全面的问卷调查。

(4) 数理统计分析法

这一方法主要用于第五章和第六章中关于声誉测评体系确立的内容中。主要是对患者的问卷调查结果进行分析,数理调查中拟采用社会科学常用的统计分析软件 SPSS15.0 版以及 LISREL8.70 版,利用 SPSS,开展了假设检验、信度分析、效度分析、因子分析、多元回归分析等;LISREL 主要用于开展验证性因子分析,通过拟合效度比较获取最终的因子指标体系。

1.3.4 研究的创新、不足及拓展方向

从目前的学术积累来看,企业是声誉研究的主角,处于公共事业领域的公立医院较少被关注到,这一方面给工作带来了较大的难题,另一方面却也增加了创新的空间。在借鉴已有声誉研究基础之上,本书主要从研究视角和方法上取长补短,试图开拓更多新的研究空间。

1.3.4.1 创新点

本书拟综合经济学、管理学、社会学等多学科对问题进行综合分析,在已有理论研究基础上进行更深入的挖掘。具体的创新点如下:

①在公立医院道德风险的产生原因和背景上,不同于传统的管理学和经济学的委托代理理论分析,本书主要是从制度经济学出发,比较国内外的医疗卫生体制,分析受医疗制度变迁的效果时滞、正式制度本身的弱有效性缺陷之影响,我国公立医院特殊道德风险产生背景及其必然性。

②本书首次从社会学学科的消费者响应视角出发,创新性地提出"患者响应"

这个概念,分析患者行为选择与公立医院声誉间的作用机理。文章围绕"公立医院声誉-患者感知-态度-行为-公立医院声誉"这一声誉循环框架进行。患者视角的选择,使得声誉网中的主体功能和需求能有效体现,有助于解决现阶段公立医院道德风险问题中的主要矛盾。

③在公立医院声誉评价指标体系的实证研究中的方法和视角创新。选取江苏省苏南、苏中和苏北各地区规模较大、发展水平处于同地区较高水平的三级甲等医院作为受访点,综合不同地区患者对声誉的评价信息。对于声誉评价综合体系,本书是基于患者响应角度,从患者的需求和利益出发设计了声誉定量测评模型。在设计指标体系时,考虑到患者自身理性的本质,进一步从公共管理的视角审视,结合专家意见,使得患者响应角度的声誉测评更能符合医院公益性的现实。这些都确保了在研究角度上增强声誉测量的准确性。处理方法上,采用规范与实证分析、定性与定量研究相结合的方法,如综合运用探索性因子分析、验证性因子分析等获知患者对于公立医院声誉评价的情况和期望。

1.3.4.2 本研究的不足之处

①理论方面,"公立医院声誉-患者感知-态度-行为-公立医院声誉"框架是根据文献进行的理论经验推论。诚然,理论和研究方法都是理论建构过程中所需要追求的,但是能够平衡好研究力量,即将理论和方法相匹配不是一件容易事,尤其是当理论建构过程中出现"多样性"和"多阶段"时。本书在纯粹机理提出基础上,力求对整个阶段进行有说服力的实证验证和解释,由于缺乏相应的实证研究,为加强解释力度,模型实证验证是本书下一步重点所在。

②在研究所处的环境上,我国的社会主义性质和医疗体制的政策背景决定了国外的相关研究成果也不能完全照搬,而是需要经过很多修正甚至重新设计。由于西方国家的福利保障制度和医疗体制与我国相关制度存在根本的区别,因此,在比较分析其道德风险的背景和原因时也必须考虑差异。在我国,包括医生报酬补偿机制、转诊分诊机制等体制滋生问题频出,这些是我国公立医院道德风险产生的特殊情境因素,需要进一步区别分析。

③声誉定量测评模型中的不足。声誉从隐性过渡化为显性变量的过程中,关于医院声誉的相关研究处于起步界定,因此将定性转为定量缺乏一定的理论支持,将定性概念转为定量时的粗放性是难以避免的。具体表现为:

第一,确立公立医院声誉测度指标体系时,如何合理选择最能反映患者对医院期望的声誉构成要素需要结合实际深入研究。进一步的,声誉构成要素的下属指标的设计,如拟研究的医院公益性等目前尚未有明确界定,需要综合多方因素来确定,但这也为创新提供了基础。

第二,样本的局限。限于财力、时间等方面的因素局限,本研究的样本都是取自江苏省,而且是以各地区的大型综合性医院为主。样本研究范围区域的局限可能会影响结论的普适性。由于江苏公立医院所处的医疗政策背景、经济体制、患者客观要求的层次等与我国其他地区,尤其是与内陆地区存在差异,这种差异会使得本研究存在一定程度的分歧与缺陷,导致外部有效性欠缺。

1.3.4.3 未来研究方向及拓展

(1) 内在支撑理论机理和验证的完善

首先,进一步充实基于患者响应视角的"公立医院声誉-患者感知-态度-行为-公立医院声誉"的框架,使得所提出的经验理论的解释力更强。通过更科学地选择作为契合理论的实证方法和工具,将每一步的理论和方法相匹配,使得这一循环框架的解释和验证更为透彻。

(2) 研究对象的扩展

在声誉指标体系构建中,调查对象应向全国范围内不同地区医院纵向发展,使不同性质医院能够参与,不同利益相关者进入。①本书只是对江苏省范围内相同规模级别医院进行比较,并未进行跨地区、跨医院等级的纵向比较。所以接下来将进行更深入范围内的调查。②在医院性质上,为确保声誉指标的科学性,这里仅研究了发展成熟的公立医院。但私立医院也是提供医疗服务的另一主体,也存在道德风险行为,需要纳入其内。③待研究成熟时,将对公立医院的声誉评价开展动态探索。由于医院声誉和治理处于动态变化中,因此要不断改进完善公众关注的医院声誉评价指标。

(3) 声誉的实施机制及声誉效应的相关性研究

目前,我国公立医院具有"管办不分"的特殊色彩,私人惩罚机制中源于法治的惩罚仍旧不足,市场化的惩罚机制如医院管理者的经营者流通市场尚未完善等现状,造成声誉机制的实现环境仍旧不佳,声誉蕴含的效应难以显现。今后将继续分析声誉机制实施的最佳环境建设,解决声誉实施的困阻因素。此外,还将对声誉实施的效果进行评价,开展关于公立医院声誉与其绩效、与患者满意度、与地区整体医疗卫生水平发展的相关性研究。

2 我国公立医院的发展与声誉理论互动

本章通过分析公立医院的发展现状和所存在的问题,以此为铺叙引出全书所要研究的问题。同时,在对公立医院声誉的内涵和表现确立的基础上,开展对作为治理道德风险的工具——声誉机制的研究。

2.1 我国公立医院简介及发展问题分析

2.1.1 医院和公立医院简介

我国卫生事业改革和发展的纲领性文件《中共中央国务院关于卫生改革与发展的决定》中明确规定:"我国卫生事业是政府实行一定福利政策的社会公益事业。"[①]医疗机构作为卫生服务体系的重要组成部分,一方面,需要体现国家卫生事业的基本性质,在我国即表现为具有一定福利性质的社会公益事业单位;另一方面,在医疗机构本身的服务过程中,又体现了自己生产性和经营性的个性特征。因此,医院作为医疗机构的形式之一,兼具非经济组织和经济组织的特点,这与企业的经济独立性并不同。

---

① 见《中共中央国务院关于卫生改革与发展的决定》(中发〔1997〕3号)

2.1.1.1 医院及医院特殊性

企业作为市场经济体制下独立的营利性组织,包括公司、合伙制企业、个人独资企业、个体工商户等,是以追逐利益为目的,且这种目的为社会所认可。尽管目前社会对企业承担社会责任的呼声越来越高,但只要企业不超越道德底线,在合法的范围内行事,以经济利益为中心的企业就有生存空间。

医院是以诊治疾病、护理病人为主要目的的机构组织,是运用医学科学理论和技术对公众或特定人群进行防病、治病,提供保健服务的场所,具备一定数量的病床、医务人员和必要的设备,通过医务人员的集体协作,以达到对住院或门诊病人实施诊疗、护理与防病工作的医疗事业机构。从不同角度来看,医院可以划分成不同类型,但是各种类型的医院之间没有绝对界限,有的医院可以同时兼具几种类型的身份。从表 2-1 可以看出,按照经营主体,医院可以分为公立医院、公有民营医院、国有民营医院、民有民营医院;从运行目标来看,医院又可分为非营利性医院和营利性医院。

作为整个卫生系统的重要组成部分,医院是向社会提供医疗保健服务的非物质资料生产部门,同时也是相对独立的医疗经营实体。与企业相比,医院最大的特殊性在于其公益性,救死扶伤的天职和道德伦理义务要求使得其必然不能将营利作为根本目的。而民营医院尽管能以营利为目的,但这种营利性也并不同于企业纯粹的营利性,所得的利润依旧需要用于健康的投资发展,它依旧需要承担一定的社会公益责任。由此可见,公益性的履行要求使得医院与企业的经营目的等并不相同,公立医院需要从全社会的整体利益格局出发而非为一己之利。

表 2-1 我国医院的类型

划分角度	类 型
规模	大型医院或医学中心、中型医院、小型医院
技术水平和服务层次	一级医院、二级医院、三级医院
服务范围	综合医院、专科医院、康复医院、儿童医院、中医医院、职业病医院
区域	城市医院(市、区、街道医院)、农村医院(县、乡、镇医院)
诊断、治疗方法	西医医院、中医医院、蒙医医院、藏医医院
特定任务	军队医院、企业医院、医学院附属医院
经济性质	股份制医院、股份合作制医院、独资医院
经营主体	公立医院、公有民营医院、国有民营医院、民有民营医院
运行目标	营利性医院、非营利性医院

引自:曹建文,刘越泽.医院管理学[M].上海:复旦大学出版社,2010:5

2.1.1.2 公立医院及医疗服务的特殊性

(1) 公立医院简介

按照经营主体来划分,医院可以分为公立医院和社会办医院两类。所谓公立医院,是指资产归属国家所有的医院。根据政府的不同层级,公立医院也对应不同的层级,中央、省、地市、县、乡镇 5 个层级的公立医院,组成了庞大的公立医院网络,承担着主要医疗服务提供的任务。同时,公立医院在类型划分上还可以与其他的医院类型相交叉,如结合技术水平和服务层次,可以分为一级公立医院、二级公立医院和三级公立医院;从服务范围来看,可以分为综合性公立医院、专科公立医院等。

为了让民众清楚地获悉公立医院的规模水平等情况,医院的等级评审工作被推上日程。自 1989 年 11 月开始,卫生部[①]发布并实施《关于实施"医院分级管理办法(试行草案)"的通知》和《综合医院分级管理标准(试行草案)》,启动了公立医院的等级评审工作。而随后颁布的《医院管理条例》、《医院管理条例实施细则》进一步推动了医院等级评审工作,使得我国医院有了"三级十等"的界定。表 2-2 显示了 2012 年我国各地区不同等级医院的数量。

表 2-2 2012 年我国各地区医院等级情况分布

地区	合计	三级	甲等	乙等	丙等	二级	甲等	乙等	丙等	一级	甲等	乙等	丙等	未定级
东部	8 965	757	438	167	10	2 282	1 436	479	29	2 525	1 016	198	90	3 401
中部	6 998	468	317	57	8	2 170	1 149	662	32	1 855	767	199	27	2 505
西部	7 207	399	234	122	7	2 114	1 095	716	14	1 582	523	132	31	3 112
总计	23 170	1 624	989	346	25	6 566	3 680	1 857	75	5 962	2 306	529	148	9 018

资料来源:《2013 年中国卫生统计年鉴》
注:在统计当年,各级医疗机构皆存在无法明确甲等、乙等或丙等的情况。

"三级十等"医院界定的目的是为了让公众更好地获知医院的客观信息,自 1989 年至 1998 年的十年间,我国共评审了 17 708 所医院,其中三级医院有 558 所、二级医院 3 100 所、一级医院 14 050 所,占 1998 年底我国医院总数的 26.4%。

---

① 卫生部及省市各级卫生厅、卫生局现已更名为卫生和计划生育委员会,本书为书写方便仍延用旧称,在此一并说明。

但从评审工作的开展和取得效果来看,所暴露的问题则脱离了评审的主旨和初衷。例如,在评审工作中,被评审医院较普遍地存在突击补资料、重抄资料甚至伪造病历的现象,这些严重损害了医院评审声誉。而有些地方则流传起医院评审"三甲、二甲"是评审"三假、二假"之说法。鉴于此,卫生部在1998年通知暂停医院的等级评审工作,但已经获得的医院等级称号则一直被沿用。1999年,中华医院管理学会组成课题研究组,开展对我国医院评审工作的研究,得出了《我国医院评审工作评估研究报告》。报告指出等级评审制度在一定程度上起到了促进医院建设、提高医疗质量、促进标准化管理、促进医德医风建设、促进三级医疗网建设的作用,但与此同时,等级评审制度的不足在于:造成弄虚作假、形式主义、医院盲目增购设备以及评审后工作滑坡等问题。在2005年3月,卫生部发布了《医院管理评价指南(试行)》,这一《指南》确立的第二个周期医院评审的重点是:医疗质量和医疗安全的管理和改进,对病人的服务质量以及医院的绩效评估等内容。可以看出,《指南》力图纠正等级评审中的弊病,确保评审的内容、导向合理规范。但自《指南》实行至今,问题也是出现不断,尽管评价内容科学合理,但具体执行效果却并不佳,且评价结果只是上报政府,信息并不向下对外公开,在"医政不分"的客观背景下,政府的监督规制作用并不理想。

(2) 公立医院及医疗服务的特殊性

本研究选取公立医院作为研究对象,正是基于公立医院的特殊性质。

首先,公立医院较一般医院而言,需要履行更高的公益性责任使命。近年来,我国医疗所有制结构也在不断变化,已逐步由单一公有制发展为多种所有制并存,公立医院以外的其他所有制医院也陆续出现。但从目前总体态势看,公立医院在医疗卫生服务提供中始终占据主体地位,仍然承担着医疗卫生的主要责任,表2-3所反映的近些年公立医院的比例可见一斑。时任卫生部部长陈竺曾表示:"在公立医院和私立医院规模问题上,因为全国估计有80%~85%还属于中低收入人群,所以如果营利性医院盘子太大,则无法保证广大人民的基本医疗需求,因此医疗资源格局也应该符合'二八'分配的原则。"

表 2-3 我国医院结构比例

医院分类	时间					
	2009 年		2010 年		2011 年	
公立医院	13 384	57.76%	13 850	66.21%	13 542	61.61%
民营医院	9 786	42.24%	7 068	33.79%	8 437	38.39%
总数	23 170	100%	20 918	100%	21 979	100%

资料来源:来自卫生部网站,2011、2012 年我国卫生事业发展统计公报。

与民营医院等其他所有制医院相比,在被赋予更为浓重的公益色彩和使命的同时,公立医院也面临着更多政府监督指导的规制和受众患者的更高期望。在国家进一步推动社会办医和市场化冲击的背景下,医疗服务领域的竞争性色彩也愈加浓厚,公立医院面临的压力越来越大,部分医院甚至面临生存危机,在被动和压迫的情况下公立医院逐渐脱离公益性轨道,各种形式的道德风险问题频频出现。

其次,相比较其他类别的医院,在既有国家政策和资源的支持下,公立医院发展成熟,规模较大,更适合作为声誉的研究对象,因此现阶段利用声誉机制来解决医院发展问题更为合适。从建国开始,公立医院就是承担公共医疗卫生服务的主体,集公共卫生服务职能和基本医疗职能于一体,旨在提供医疗卫生服务,改善居民健康状况。而国家对公立医院发展倾注的物力、人力和政策资源都较多,造就了公立医院的成熟发展和较大规模。与此同时,也造就了其更高的声誉和品牌意识,因为公立医院是由国家直接倾注力量投办的,所受到的国民关注度更高,这迫使公立医院在外界力量驱动下有较高的自律准则并能依照客观环境的期许不断改良,由此才能获得较高的声誉认可。

除了公立医院自身的特殊性,其所提供的医疗服务同样也不同于一般的产品,其特殊性决定了道德风险产生的必然性,具体表现在:①在医疗产品的交易中,医疗服务这一特殊商品的发生和操作难以度量,因此很难实行法律强制的契约来规范,且界定这一契约的交易费用很高。②医疗服务提供的交易中,服务效果并不能立即显现。因为服务提供和付款在时间上是分开的,由此供需双方只是形成类似于贷款的信用关系。③由于患者的医药卫生服务消费具有被动性,因此患者容易产生看病难、看病贵的抱怨。这主要是因为,医疗服务是具有高度专业性和技术性的服务,医患之间信息不对称,使得患者很难掌握复杂的医疗信息,没有足够的能力来做出自己的消费选择。如果患者对服务不满意,或者对医生的行医目的产生不信任,容易抱怨看病难、看病贵,甚至发生医患纠纷。总之,主动而自愿达成交易的"理发者"不会抱怨"理发贵",被动而非自愿达成交易的"看病者"很容易抱怨看病贵。

由于声誉在我国实践领域尚属于较新的问题,为使分析更具有针对性和科学性,在医院声誉研究的起步阶段,有着更高发展成熟度的公立医院更适合作为研究对象。另外,研究公立医院声誉也是进一步带动不同性质医院声誉研究的基础,能成为整个医疗行业内道德风险问题解决的奠基石。

2.1.2 我国公立医院发展面临的问题

公立医院的公益性使命和医疗服务的特殊属性决定,公立医院在发展中面临着区别于企业的不同问题。一般而言,企业发展具有自主经营权,但与此同时在激烈的市场竞争中会面临破产和淘汰的可能性。而公立医院属于全民所有,一方面公立医院的经营自主权受到限制,但另一方面,所有权的保护又使得公立医院在一般情况下能规避倒闭的风险。但随着市场竞争机制在各个领域的不断涉入和强化,公立医院也开始遭受运行效率、资本筹集、医疗水平提升、人才引进等医疗技术和医院发展治理领域的问题困扰。

2.1.2.1 外在体制、机制环境带来的公立医院弊病

"体制""机制"是两个不同的概念。一般而言,体制和机制的中心语和使用范围不一样,机制喻指一般事物,重在事物内部各部分的机理即相互关系[①],根据当代汉语词典,机制的释义之一是"一个工作系统的组织或部分之间相互作用的过程和方式,如竞争机制、市场机制等";体制的概念内涵更广,指的是有关组织形式和管理制度,限于上下之间有层级关系的国家机关、企业单位,如领导体制、政治体制等。

本书认为,对于公立医院而言,其所处的医疗改革环境一方面是医疗体制的宏观组织和管理形式,另一方面也需要作为改革作用对象的公立医院进行自身内部管理机制的改革,因此,体制、机制在一定程度上是相互渗透并作用于公立医院的,所以这里并不严格区分这两个概念,而是认为体制、机制即为宏观外环境下政府政策行为对公立医院造成影响和作用的制度。

(1) 医疗服务体系改革商业化、市场化的基本走向给公立医院带来的竞争压力

医疗体制改革受制于市场体制改革的方向,随着市场化的深入,这些年医疗机

---

① 参见维基百科。

构发展也呈现市场化的特点。如今,医疗服务体系的建设和发展逐步走向由市场选择、由市场供求关系决定,市场化带来效率的同时,也滋生了公立医院发展过程中的许多不良问题。

①医疗机构的进入门槛大大降低,只要达到基本资质条件,任何组织和个人都可以兴办医疗服务机构,这给公立医院的发展带来极大的竞争压力。为应对这一竞争,公立医院的微观行为选择与宏观布局等都出现偏差。

城乡之间、地区之间的差距正在迅速扩大。一直以来,医疗服务资源都是向高层级别医院流动和集中。大医院的技术水平和设备条件越来越高,而包括农村乡镇医院、城市社区卫生服务中心在内的基层医疗服务机构等的发展一直不能满足需求。表2-4显示了2012年我国万元以上医疗设备在综合医院和基层医疗卫生机构的分布,可以看出,综合医院所拥有的小于50万、50万~100万及大于100万这三种价位类别的医疗设备均远远高于基层医疗卫生机构。另外,相比较综合医院和基层医疗卫生机构的资产与负债,尽管2012年综合医院数量不到基层医疗卫生机构数量的2‰,但是综合医院的总资产和净资产分别达到后者的5.2倍和4.2倍,见表2-5。

表2-4 2012年我国医疗卫生机构万元以上医疗设备台数

卫生机构分类	万元以上设备总价值(万元)	万元以上设备台数			
		<50万	50万~100万	>100万	合计
综合医院	34 161 152	1 943 902	61 082	52 124	2 057 108
基层医疗卫生机构	3 343 176	431 354	6 530	1 756	439 640

资料来源:《2013年中国卫生统计年鉴》

表2-5 2012年我国两类医疗机构资产与负债情况

卫生机构分类	资产(万元)			负债(万元)	净资产(万元)
	流动资产	非流动资产	合计		
综合医院	44 661 995	67 944 987	112 606 982	49 796 328	62 810 653
基层医疗卫生机构	8 189 544	13 277 671	21 467 215	6 427 610	15 039 604

资料来源:《2013年中国卫生统计年鉴》

在医疗卫生服务重点及技术路线选择方面,合理地选择应当首先突出疾病预防和控制,注重适宜路线的选择。但由于医疗机构普遍积极追求经济利益,公立医院轻预防、重治疗,轻常见病、多发病、重大病,轻适宜技术、重高新技术等倾向也越来越突出,偏离了公益性的基本责任。

②政府对于公立医院的约束明显强于私立医疗机构,制约了公立医院的发展。目前在医疗服务资源的提供与布局方面,民间资本受到政府规划的约束越来越少,在具体的服务内容选择方面,无论是私立医疗机构还是公立医疗机构,基本都走向完全依靠市场需求、依据利润水平高低决定,这也造成了医疗服务价格形成机制逐步走向依靠市场定价。从 2000 年开始,有关药品价格的政策将药品价格明确分为两类,国家基本医疗保险药品目录内的药品及部分特殊药品实行政府定价,其余全部放开[1]。而在医疗服务方面,则针对不同的医疗服务机构实施不同的价格确定方式,对非营利性医疗服务机构,政府制定各种服务的指导价,并确定浮动范围,各机构在浮动范围内自行定价。而对营利性医疗服务机构,所有服务价格实行全面放开[2]。

在很多方面,公立医院与私立医疗机构相比,在管理等方面受到政府更多的制约。如在经营管理权的获取方面,私立医疗机构普遍走向企业化管理模式,管理权限充分,管理模式较为灵活,而公立医院的自主权力依旧有限。我国公立医院大多是在计划经济体制下靠政府投资建立起来的,其经营管理是政府部门按照一定的行政程序委托代理人(公立医院法人)进行,这种委托代理关系由于不涉及所有权,因此在自主权的安排上受到很大限制。本质上,公立医院这一法人财产归国家所有,这决定政府必然会凭借所有者的权力通过不同方式干预和控制公立医院的经营活动。如在人员聘用、资产处置、收入分配等关键问题的决策上,政府会对公立医院进行干预和控制。这样,政府既是公立医院出资所有者,又是一定程度上的经营管理者,造成委托人(代表出资者的政府部门)与代理人(医院经营管理者)之间职责不清、互相越权,协调难度大。由此,政府"越位"、"缺位"现象并存,很难达到"管办分离"、"政资分开"的目的。

(2) 财政体制改革降低了补偿分配力度,造成公立医院的发展困境

建国至改革开放阶段,我国的医疗卫生投入是由国家全权负责。改革开放后,经济领域"放权让利"的改革也被引入卫生医疗领域,财政投入开始减少。在直属各级政府部门的专业医疗服务机构的财务管理体制方面,卫生部于 1981 年下发了《医院经济管理暂行办法》和《关于加强卫生机构经济管理的意见》,对各级医院提出增收节支的要求,并将已经实行了 30 年的"全额管理、差额补助"医院财务管理

---

[1] 参见原国家计委印发的"关于改革药品价格管理的意见"。
[2] 参见原国家计委和卫生部印发的《关于改革医疗服务价格管理的意见》。

办法改为"全额管理,定额补助,节余留用"的新办法。从1989年开始全面实施财务包干体制,政府对医疗机构实行定额投入,医疗机构超支不补,结余留用,政府不再对医疗机构的盈亏负责,同时允许医院通过各种形式的服务获取更多的收入,且收入可以与职工收入和福利挂钩。至1997年国务院通过了《卫生改革与发展决议》,政府对公立医院的投入更少了。这些政策转变带来的直接后果是计划体制下筹资、供给、管理三位一体的卫生体制的逐步分离。2010年2月,卫生部等五部委联合发布了《关于公立医院试点改革的指导意见》,提出改革以药补医机制,逐步将公立医院补偿由服务收费、药品加成收入和政府补助三个渠道改为服务收费和政府补助两个渠道。

从公立医院的具体财务管理活动来看,医院的财务活动中关于资金流向的重要内容是医院的收入与支出。按照《医院财务制度》的规定,从收入与服务方式的关系划分,医院收入可以分为:财政补助收入、上级补助收入、医疗收入、药品收入和其他收入,此外还包括经营收入和附属单位上缴收入等。而相应的,在公立医院的经营运转中也存在大量的资金消耗活动,医院支出包括:在医疗业务活动过程中发生的医疗支出(包括基本工资、补助工资、其他福利费、社会保障费、公务费、卫生材料费、修缮费、设备购置费和其他费用)、药品支出、医疗药品以外的其他支出(包括被没收的财务支出、各项罚款、赞助、捐赠支出、财产物资盘亏损失、与医院医疗业务无关的基础性科研支出、医疗赔偿支出等)、财政专项支出[①]。表2-6反映了2005—2012年我国综合医院收入与支出的具体明细情况。

表2-6 2005—2012年我国综合医院收入与支出情况

指标名称	2005年	2008年	2009年	2010年	2011年	2012年
机构数(个)	4 884	4 873	4 806	4 748	4 712	4 678
平均每所医院总收入(万元)	5 575.6	9 283.1	11 494.9	13 906.1	16 916.5	20 566.3
其中:医疗收入	5 069.3	8 469.9	10 437.1	12 693	15 336.3	18 633.1
门诊收入	1 946.9	3 080.6	3 669.5	4 309.7	5 149.9	6 117.3
内:药品收入	1 013.4	1 556.9	1 867.9	2 183.6	2 556.9	3 011.7
住院收入	3 122.4	5 389.4	6 767.6	8 383.3	10 186.5	12 515.8
内:药品收入	1 370.2	2 367.7	2 978.9	3 641.3	4 261	5 127.6
财政补助收入	333.3	646.9	850.2	997.8	1 313.2	1 527.7
平均每所医院总费用(万元)	5 345.7	8 987.7	10 974.7	13 317.3	16 316.5	19 556

---

① 参见《医院财务制度》。

续表

指标名称	2005年	2008年	2009年	2010年	2011年	2012年
其中：医疗业务成本	5 116.2	8 730.5	10 605.4	12 831.9	15 673.9	16 106.7
内：药品费	1 831.7	3 289.9	4 041.9	4 878.5	5 770.8	6 952.6
平均每所医院人员经费（万元）	—	2 184.8	2 575.7	3 082.4	3 879.3	5 185.7
职工人均年业务收入（万元）	9.2	20.3	23.4	26.2	29.3	33.1
医师人均年业务收入（万元）	44.7	66.9	77.4	88.1	101.8	117.3
门诊病人次均医药费（元）	126.9	146.5	159.5	173.8	186.1	198.4
其中：药费	66	74	81.2	88.1	92.4	97.7
检查费	23.5	29.9	32.5	35.9	38.6	41.5
住院病人人均医药费（元）	4 661.5	5 463.8	5 951.8	6 525.6	7 027.7	7 403.5
其中：药费	2 045.6	2 400.4	2 619.8	2 834.4	2 939.7	3 033.1
检查费	294.4	367.7	418.7	473.1	536.5	578
住院病人日均医药费（元）	469.7	550.9	612.3	674.8	733.4	793.5

资料来源：《2013年中国卫生统计年鉴》，暂缺2006，2007年数据。

从这近些年的综合医院业务收入和支出来源及数额比较可以看出，财政拨款不足和保障体系不完善，使得公立医院大部分支出都靠自己，但医院又很难从服务收费获取较大收入。随着医改将药品加成收入取消政策的开展实施，医院收入的主要来源——药品收入的取消，无疑给公立医院的运营带来较大压力。财政补偿渠道减少了，但公立医院经营所需花费的支出依旧巨大。

2.1.2.2 公立医院的自身溯源问题

在宏观体制的约束框架下，公立医院发展问题既有体制性的影响，也存在自身组织和管理的问题。当然，内部问题的出现一定程度上也可视为外部体制的结果，公立医院的内部问题主要表现在组织结构不健全、相对封闭的经营理念和手段、内部激励制度的不完善、医院道德滑坡等方面。

（1）部分医院内部组织结构设置不合理

长期以来，公立医院在机构设置上留有计划体制时期的弊病。从整体组织设置来看，公立医院同国有企业一样，存在诸如组织结构较为臃肿，内部组织机构设置不科学、管理体制僵化、对市场的应变能力差等问题。同政府部门一样，医院的组织体系一旦设立，组织的职责划分等功能模块便固定下来，而当外部有新的状况出现且超出医院组织的现有功能时，承担新职责和解决突发事件的部门往往是在事后才设立,具有滞后性。

(2) 相对封闭的经营理念和手段

就经营理念而言,很多公立医院是在政府指导下谨慎前进,在改革的政策推动下"摸着石头过河",这种情况成为部分公立医院因循守旧、不大力改革创新的借口。情况表明,部分公立医院存在反市场化、服务行为的短期化等不合理理念和手段,忽视成本、不讲效率、不求质量的现象时有发生。其中,最严重的就是成本管理问题,尽管市场化带来的竞争促使公立医院开始重视经营成本的压力,但受计划体制的经营理念与方式的影响,公立医院的成本管理意识相较于民营医院依旧较弱。由于改革的动力不强,创新意识不足使得部分公立医院一直没有实现高效的经营管理。

(3) 内部激励制度不完善

一直以来,公立医院缺乏有效的内部激励机制和约束机制,以人事分配制度最为明显。改革开放后,公立医院逐渐实行将医生个人收入与医院创收直接挂钩的收入分配机制,本质上,这与公立医院社会职能的履行是相冲突的,且容易诱导医生收受"红包"和"回扣"。为解决这些问题,政府在人事制度领域开始建立重实绩、重贡献,向优秀人才、重要岗位倾斜和自主灵活的分配激励机制。2009 年国家决定在事业单位实行的绩效工资改革便可视为对现有激励制度的调整,公立医院是绩效工资改革的重点领域之一。但是,公益性价值的衡量、考核维度、岗位评价以及激励的程度把握存在难点,直到现在绩效工资也未能很好地落实。在缺少激励制度的工作环境中,很多医院员工积极性并不高,人才外流现象严重。

(4) 公立医院的道德滑坡

公立医院直接服务于目标受众患者,应严格恪守"以人为本"的管理服务理念,但事实上很多医院的表现差强人意。医院主动逐利时有发生,进一步验证了道德困境的现实。公立医院除了有面临市场竞争、成本压力的不得不逐利之行为,有的医院甚至还会为实现自身利润最大化而抛弃公益性准则,如在采购药品和医疗设备时,以利润为中心的思想导向就十分严重。而医院组织的内部个体——医务人员的行为表现也愈发偏离了公益性,这一方面是源于补偿激励机制的不完善,另一方面也是因为部分医务人员较低的职业操守和医德缺失。从经济学角度来看,医院与医务人员脱离不了"经济人"的逐利行为,他们往往会在预期收益大于违规成本时违规逐利。但随着新闻舆论广泛的传播以及患者主体地位的提升,医院道德缺失行为进一步加剧了医患矛盾。

本书所要讨论和解决的主要问题,正是在卫生医疗体制改革的背景下,公立医院出于逐利动机而违背公益性所产生的道德风险问题,即公立医院(包括医疗机构和内部工作人员)为追求经济利益,偏离公立医院公益性责任履行的系列问题。尽管道德风险问题是独立的,但对这一问题的分析也离不开宏观的卫生医疗体制和医院内部的制度缺陷。道德风险问题可以说是诸多因素共同作用的综合直观效果显现,关于公立医院道德风险的表现和特征等内容,将在第三章中展开具体论述。

2.2 公立医院声誉的内涵及表现

2.2.1 公立医院声誉的内涵

声誉理论最初源于企业激励机制,与法律相比,声誉机制能通过群体的自发影响而产生效果。在不完全契约客观存在的情况下,声誉可利用其隐性激励效果,解决委托代理关系中存在的机会主义等信息不对称问题。但声誉研究的初始工作,即定义声誉这项基本工作也是充满挑战的,因为声誉既不易被概念化(Nguyen & Leblanc,2001),也不能对其进行离散的测量(Cole,1979)。

在前面文献综述中,本书已经回顾了国外前沿的学术研究。由于本书选取的研究视角是利益相关者理论基础上的患者响应,因此在定义概念时也参照以利益相关者理论为基础的经典企业声誉定义——企业声誉是利益相关者,包括社会大众、客户、企业的员工和投资者等随着时间的流逝,对企业全面评价的印象总和,这种评价是基于利益相关者的直接经验和能提供有关企业的行为以及与其他主要竞争对手相比的间接信息。概括而言,企业声誉是企业与其利益相关者在重复博弈中所形成的利益相关者对企业形象的总体主观判断。从这个定义可以看出,声誉是一个加权的概念,重复性和判断主体多维性是声誉的主要特征(姜磊,2008)。同样,医院声誉是医院对外发送的信息被社会公众认知后形成的印象,所以也涉及利益相关参与方的主观感受。

在医院声誉的研究领域,国外学者 Merrill(2000)在其博士论文中就医院声誉的实证研究做了总结,主要成果见表2-7。在他的汇总中,可以发现有些学者,如Ambrose & Purdam(1974)以医护人员为研究人群,识别出形成医院声誉的三个核心因素,包括护理、医疗设备和医院员工的威望。另外,学者 Terrence(1983)通过对芝加哥地区的12个社区进行调研,开展了医院顾客的过程模型研究,认为声誉就是医院在医疗行业稳固的地位,他识别了包括对患者的护理、良好的医疗人员、良好的护理人员、现代化的医疗设备、良好的病房等在内的6个声誉替代因素。

表 2-7　国外关于医院声誉的实证研究概况

研究者	研究人群	样本规模(人)	研究成果
Ambrose & Purdam(1974)	医护人员	565	形成医院声誉的 3 个核心因素:护理、医疗设备、医院员工的威望
Terrence(1983)	芝加哥的 12 个社区		医院质量的 6 个构成要素:对患者的护理、良好的医疗人员、良好的护理人员、现代化的医疗设备、良好的病房
Helen(1983)	医师及公众	医师:101 公众:275	医师和公众认为最重要的医院特征包括:护理、医疗设备、足够的医护人员、整洁的环境、声誉
Muller & Bledsoe(1989)	医护人员	1 204	包括医院声誉在内的 21 项吸引医生的医院特征
Mcdermott & Little(1989)	医院管理者	52	处于前 4 位的影响患者就医选择的因素:医师推荐、过往体验、声誉及员工的礼貌度

来源:根据 Merrill, S. B. Investigation of a Measure of Hospital Reputation[D]. Temple University,2000. 整理。

而国内学者对于医院声誉研究大多停留在探讨概念和管理意义的定性研究阶段。王进援(2002)认为,医院声誉是指医院在社会公众及在医院广大职工中的声望和名誉,它是一种无形资产,是社会公众对医院的各种良好服务表现及服务特征的认可,其获得主要是依靠医院的医疗技术、服务质量、医疗设备水平和医院的管理水平来体现。另有学者刘威(2002)提出,医院声誉是医院在就医者头脑中留下的一个总体印象,是医院各个方面行为能力的综合反映,它是在长期自觉的医疗服务过程中形成的。杨恒(2003)指出,不管是医疗质量的竞争还是服务范围的竞争,最终都应归结为医院声誉的竞争。从心理学角度,刘显玉等(2004)认为声誉是人们交往的前提,根据马斯洛的需求层次理论,患者不仅对医院有治病的生理需求,也有受到尊重的心理需求。因此,患者在就诊中情感需求的增加,使声誉竞争日趋重要。王淑玲(2006)将主观的情感经验、动态的视角引入评价过程,认为医院声誉是人们基于直接经验和间接信息感知到的,对一个医院的总体印象和评价,是医院在长期动态的医疗服务过程中形成的各方面行为能力的综合反映。其中,将主观情感引入是因为评价者很多时候会因主观情感第一介入而造成评价上的倾斜,也就是会出现"尽管医院事实上并不好,但是我就是认为它好"的情况。

对于公立医院而言,由于其处在社会契约关系网中,面对的声誉评价对象除了有医疗服务直接接受者——患者,还有内部员工、外部的竞争合作者、政府等其他利益主体。基于各主体各不相同的期望,因此本书定义的公立医院声誉是:公立医院各利益相关主体利用其直接经验和间接活动感知到的信息,对医院长期动态的活动进行评价而获知的印象,是包括主体患者以及其他利益相关者的综合评判,反映了公立医院的综合能力。因而,公立医院声誉评价的理论研究和工具开发也必须建立在以利益相关主体为中心的调查研究基础上。但在本研究中,考虑到利益相关者理论运用于声誉机制的局限性,本书只从患者响应的声誉机制出发研究。

2.2.2 公立医院声誉的表现

在分析了声誉内涵的基础上,我们便能明晰声誉的基本架构并由此对声誉表现有清楚的把握。但是,尽管这个思路是明确的,不同于企业组织,医疗领域关于公立医院的精确声誉实证评价开展的活动并不多。我们所获知的医院声誉,也仅是短时间内某个偶然事件的发生牵动的声誉感知和评价,如对医院有负面影响的某个事件的发生。当然,这种声誉表现并不是客观意义上的真实声誉反映。由于声誉的形成是个长期动态的过程,只有获取全面动态的信息,才能提高声誉表现的真实性。

在有关声誉表现的测评领域中,学者们已经陆续开始了研究,如王丽芝(2005)对广州市范围内 6 所不同级别(省、市、区)的公立医院开展了声誉评价调查,她以 600 名病人和病人家属以及医务人员为调查对象,获得了评价结果。患者和医务人员双方对医院的声誉评价结果显示,公立医院面临的信任危机不容忽视。在她的声誉信任度调查中发现,有 10% 的患者对医院的宣传很不信任,41% 的患者表示不太信任,而很信任的只占了 5%。在这次调查中,7.3% 的患者表示曾经以不同的方式给过医务人员医疗费以外的报酬。而且,有相当一部分的外科手术病人表示,如果医生不收"红包",他们就对手术不放心。而医务人员对医院声誉认知评价状况的调查显示,省级医院医务人员中 17% 对医院声誉表示满意,市级医院中表示满意的为 12%,区级的为 10%,而表示很不满意的则分别为 16%、27% 和 32%。从总体数据可以推断,公立医院的声誉表现并不好,给就医患者留下的印象普遍不佳。

这一声誉评价仅是从患者主观感知的层面反映了部分地区公立医院的声誉水平,所以我们无法得知患者评价中心目中的声誉要素及其重要性。因此,为更好地体现声誉的价值,本书将开展从定性向精准化的体现声誉信息的定量声誉测评。

2.3 声誉机制的研究

2.3.1 声誉机制应用的基础

威廉姆森提出的人的机会主义行为假说认为，人的机会主义是客观存在的。但由于这一假设的前提过于绝对，所以如今仍受到不少批评。Noorderhaven（2002）就认为，威廉姆森只是强调了人类行为动机中的机会主义倾向，而忽略了人类行为中还有信任的一面，他认为信任这种内在本质是客观存在的，他提出了一种"分裂内核"模型来解释信任的存在。在这一模型中，他假定人类同时具有天生的诚信本能和机会主义倾向，基于这一假定，该模型所要回答的主要问题就是在怎样的情形下人类的机会主义倾向将会被激活，在怎样的情况下人类更倾向于信任。为此，他提出了交易活动双方的关系是至关重要的，当交易一方持续得到关于另一方值得信赖的信息时，信任关系将得到强化。例如朋友或亲戚间更倾向于信任，但是与陌生人交流时人们就倾向于机会主义（国彦兵，2006）。所以人是复杂的个体，会在不同的交流活动中灵活地寻求平衡点，因而绝对的机会主义假设是片面的。

这一信任假设就为声誉机制的存在和运行提供了理论依据。从医疗服务提供活动的本质来看，它属于医院与患者的交易活动，但医疗服务的特殊性质使得这一活动不同于一般的活动，如发生和操作难以度量、医疗效果无法立即显现、服务提供和费用支付的时空分离性等使其相较于一般交易活动，消费者对医疗活动的信任要求更高。对于医疗服务提供中的较高信任要求，作为正式制度的强制性契约是很难满足患者的心理需求的，而与信任密切相关的非正式制度——声誉却可以作为良好的突破手段。

2.3.2 声誉机制的比较优势分析

对于公立医院的道德风险，从它产生的原因来看有很多解决方式，如正式制度（契约）和非正式制度（契约），但两种方式又存在哪些差异呢？在对市场的分析中，诺思指出："建立有效的要素和产品市场是一个我们知之甚少的复杂过程。但有一件事我们知道，那就是正式规则必须由非正规制约和有效率的实施加以补充，才能产生出这种市场。一个社会采用什么正式规则，补充什么非正规制约以及实施的有效性,这三个方面的内容构成了我们解释周围世界的基本框架。"根据诺思的说法,市场需要正式规则与非正式规则共同作用才能产生。借鉴这一说法,存在于市场中的公立医院道德风险问题也需要两种机制互补才能解决。

2.3.2.1 法律机制的分析

Richman(2004)比较了作为正式制度治理的法律机制和非正式制度的声誉,总结出了法律机制的缺陷。他认为,二者的根本区别在于,作为法律机制的公共治理机制有普遍的适用性,如法律有国家强制力的支持,所有人都必须在标准的法律条文及规则框架内行事。而建立在私人治理机制之上的声誉约束,则需要参与方的自愿合作,且其适用性仅仅局限在一定的群体范围内。这一根本差别导致二者在执行效力、执行成本方面存在明显差别。

由于法律明确的条约性质,法律只有在交易方的行为违反明文规则时才具有效力,所以法律这种机制并不灵活。此外,法律的实施必须依托于法庭的执行。法庭作为法律的公共执行机构,其执行效力在很大程度上是法律有效与否的决定因素。但在很多情况下,即使是有强制力的公共执行手段也不能保证某些契约的顺利执行。如2009年金融危机中涌现了大量企业破产事件,尽管按照法律规定,原企业主必须执行赔偿,但赔偿能否正常执行本身就是个现实难题。

此外,法律执行时由于需要遵守繁琐的程序,因此执行中涉及的交易成本也较高,正因为如此,法律等正式制度执行的进度相对较慢,所存在的执行滞后性可能对一些金额较小、时间效率要求高的参与主体来说并不经济。

2.3.2.2 声誉的比较优势分析

Uzzi(1997)认为,交易的社会嵌入型可以节约用于签订正式契约及重新谈判的时间资源。而声誉就属于这种社会嵌入型形式,因此如果交易方有良好的声誉,就几乎没有必要签订正式的契约,就能节约制订契约的成本、调查成本和执行成本。

基于契约的不完备性,契约本身不可能穷尽所有情况,如员工本身的潜质、努力程度、背叛的可能性等私人信息,因而契约双方履行职责是基于相互信任,而相互信任的基础是多次重复博弈,这样长期信任就逐渐形成了声誉。可被视为隐性契约的声誉机制较上述的正式法律制度安排而言,具有非常明显的优势。通过文献归纳整理,得出声誉机制的主要比较优势表现为:

(1) 声誉的自发实现性

声誉机制的特征或优势在于，其作为一种隐性作用机制，能够增加承诺的力度，能为关心长期利益的参与人提供一种自发的隐性激励以保证其短期和长期的承诺行为，并进而成为显性契约的替代品。如完善的经理人市场可以促进公司管理人在激烈的竞争中不断提高管理水平，努力为企业工作，以提升自己在经理人市场上的地位；此外，各种奖励、表彰、政府授予的称号等隐性激励措施都能促使声誉的自发实现。

(2) 多方参与的广泛性

广泛性来源于声誉的利益相关论视角，Kreps 和 Wilson (1982) 早已认识到，声誉的广泛性能够提高市场运作的效率，降低交易成本。而广泛性是由资本市场的多方主体参与所决定的，由于声誉能通过外显层次向外扩散，使得相关信息嵌入到更多的目标受众的认知中去，当有关信息嵌入的目标受众越多，声誉的影响范围就越大。此外，声誉信息的流动可以拓宽以市场为基础的交易范围，降低搜索成本，减少可能出现的逆向选择问题。目前，对多方参与重要性的忽略也正是造成医院管理中"头痛医头，脚痛医脚"，忽视整个医疗市场诚信环境塑造的原因所在。

(3) 声誉机制的"冷酷战略"效应

声誉机制的作用还在于，它有时能产生"冷酷战略"效应，即参与者首先选择合作，但任何博弈参与者的一次性不合作将触发对方的永远不合作。声誉是基于信任这一基础的，所以一旦这种信任被破坏，在网络信息社会中想要重新恢复信任，需要付出的代价和成本是高昂的。现实生活中，我们经常能找到与此匹配的案例，如某些企业一旦丧失信誉，便会声名扫地，难以东山再起，这给企业的长期发展带来了灾难性的影响，公立医院同样如此。

(4) 声誉反馈机制的循环积累效应

声誉有个特点，其一旦形成便会进入重复博弈的反馈循环流程。郑志刚 (2002) 指出，声誉是反映行为人历史记录与特征的信息，声誉信息在各个利益相关者之间的交换、传播，可以形成声誉信息流、声誉信息系统以及声誉信息网络，成为信息的显示机制。这一显示机制进一步有效限制了信息扭曲，增加了交易的透明度，降低了交易成本。而循环累积的声誉负效应将对医院主体施加压力，迫使其自发主动地履约，累积的正效应则能激励管理主体自觉积极履行职责。由此也可以看出，必须在声誉形成过程的各个环节建立信息反馈机制，加强声誉形成过程中的调控作用。

鉴于声誉能节约总体交易成本的优势，声誉机制在国外已有较为广泛的应用。作为一种信息传递机制，声誉覆盖面广，参与主体多，在现实传播工具日益可及的支撑下，以信息为媒介的声誉机制将更为切实可行。声誉作为一种传递机制，是规范制度功能之外的一种重要的补充，能降低解决信任危机所需要的总成本。本书提出声誉，并不意味着它可以取代其他的道德风险治理手段，如法律机制、政策规定等，而是提出依靠声誉和法制等共同治理道德风险，因为声誉机制作用的发挥也必须由正式制度提供良好的制度环境。

3 我国公立医院道德风险分析

本章首先分析公立医院道德风险的内涵、产生原因,通过回顾主流经济学传统视角的研究,从制度弱有效性新视角出发寻求公立医院道德风险的产生根源,最后阐释体制缺陷的链级矛盾——公立医院道德风险的具体表现形式。

3.1 公立医院道德风险的内涵

3.1.1 道德风险的内涵

道德风险(Moral Hazard)的概念最早源于保险行业的保险合同。在保险合同的签署中,对于保险公司一方来说,由于投保人有谎报风险的动机,保险公司很难根据不同投保人的实际风险收取不同的保费,即只能根据平均风险收费,结果使得许多投保人有机可乘,保险公司因此而遭受损失;对于投保人这一方而言,为了获取更多私利,他们会在投保后减少自身的防灾努力从而增加保险公司的赔偿风险。在保险契约活动中,主要描述的是保险中投保人的道德风险行为。

在这之后,道德风险这个术语从保险市场延伸到了现实经济生活中的诸多领域,并成为经济分析中的重要概念。早在20世纪70年代,著名经济学家K·阿罗在《风险分担理论论文集》(1971)中,就曾针对医疗保险做出分析。他指出,由于信息不对称,委托人不能对代理人进行完全监督,当两者利益不一致时,代理人为了实现自身利益最大化,就有可能损害委托人的利益。此后,在阿罗的研究基础上,经济学界对道德风险的研究越来越丰富。出于不同的研究出发点,人们对道德风险有着不同的理解,因此道德风险也未形成一致的定义。

相对而言,《新帕尔格雷夫经济学大辞典》对道德风险的论述比较权威,它将道德风险定义为:从事经济活动的人在最大限度地增进自身效用时做出的不利于他人的行动。它存在于下列情况中:由于不确定性、不完全的或有限制的合同,使得负有责任的经济行为主体不能承担全部损失或利益,因此他们并不承受其行动的全部后果[①]。

此外,这里特别提出机会主义这一与道德风险较相似的概念。威廉姆森认为,机会主义是人们的一种狡猾的自利行为倾向。它指的是在信息不充分的情况下,人们具有不完全揭示相关信息、歪曲信息的行为倾向。这些倾向进而会转化为实际行动——投机行为。而在信息经济学中,根据机会主义倾向发生的时间,它可以被分类为事前机会主义和事后机会主义(国彦兵,2006)。事前机会主义又被称为"逆向选择",它发生在契约达成以前,这也是阿罗从保险业务中借用过来专门描述契约签订阶段机会主义行为的一个重要概念。而事后机会主义主要是指"道德风险",又被称为败德行为,一般是指在达成契约后,一方利用信息优势不履行或不认真履行契约。简单地说,就是代理人利用委托人观测监督的困境(如委托人无法知道代理人的努力程度、信念、偏好程度等),而采取的不利于委托人的机会主义行为。

与逆向选择一样,道德风险产生的主要原因在于代理人拥有隐蔽的私人信息。本书认为,从道德风险和机会主义的动机出发,两者所阐释的含义是相似的,因此书中所界定的道德风险范畴也囊括了事前机会主义,界定道德风险就是机会主义,包括事前机会主义和事后机会主义。

3.1.2 公立医院道德风险的内涵

目前,学术界对于公立医院的道德风险并没有统一清晰的界定,现有医疗领域的道德风险研究主要集中在医疗保险的道德风险。邓超等(2005)、范全彬(2006)、姜新旺等(2005)对医疗保险中的道德风险进行了不同层面的界定。但他们都从主

[①] 参见:新帕尔格雷夫经济学大辞典.北京:经济科学出版社,1996:588

体角度出发,将医疗保险中的道德风险分为需方道德风险和供方道德风险。其中,需方道德风险主要是指患者对医疗服务的过度利用或不当利用造成的医疗保险基金损失;供方道德风险主要是指医疗服务供给方(医院或医生)做出不利于社会医疗保险机构或患者的行为。随后在内涵界定基础上,不少学者利用博弈论工具,对医疗保险的道德风险产生原因和机理进行深入分析。进一步地,学者还深入研究了道德风险的防范和控制机制。

而从目前的学术积累来看,关于公立医院的道德风险则少有涉及,这也为本书对公立医院道德风险内涵界定和原因分析留有创新空间。参照上文道德风险的内涵,鉴于客观信息不对称的事实,本书界定公立医院道德风险指的是公立医院利用自身的信息优势,为了追求自身利益最大化而侵害公共卫生资源和社会利益的行为。根据公立医院道德风险的实施主体,可将其分为医院的道德风险和医务人员的道德风险。

3.1.2.1 医院层面的道德风险

关于医院层面的道德风险,学者王静梅等(2009)从委托代理视角提供了很好的解释。他们认为公立医院同样依赖于契约而设立,存在着委托代理关系。在所有权和经营权分离的情况下,作为委托人的政府履行着出资者的职责,对公立医院的资产享有事实上的财产终极所有权(理论上公立医院终极所有者是特定范围内的所有群众),政府通过任命代理人经营公立医院,促使代理人完成政府赋予的使命;而从代理人的公立医院经营者角度看,由于医院资本由国家投资,其所有权并不为经营者所有,所以他们一般会采取各种隐性手段实现自身的经济利益,而这些行为手段多是与医院投资人利益相冲突的,与此同时,委托人却也无法及时了解并控制代理人行为。在委托代理关系的合法化庇护下,公立医院追求自身效用的最大化是道德风险产生的直接动因,且随着国家对公立医院医疗资源投入比例的降低和监管的弱化,公立医院道德风险越发显现出激增势头。

3.1.2.2 医务人员的道德风险

顺承政府与公立医院之间第一级的委托代理关系,医务人员(主要是医生)与患者之间存在着第二级的委托代理关系。罗默法则——只要有病床,就会有病人(Roemer,1961)最早揭示了医生的诱导需求,即医方会利用其信息优势,为实现其目标收入做出诱导患者过度消费的行为。值得提出的是,医生也并不是在任何情况下都会实施这种行为。出于职业道德的约束以及自己名誉风险的压力,诱导需求会增加医生的心理成本并带来负效用。因此,只有当诱导需求带来的收益增加产生的效用足以抵消其带来的精神压力和名誉风险的负效用时,诱导需求行为才会发生(Evans,1974)。但目前,很多医院医生的付出与补偿远远不等值,医生价值无法得到体现,而另一方面诱导需求的成本远远低于医生的心理成本。在医疗卫生体制存在缺陷和医院追逐自身利益最大化动因的推动下,个体的逐利行为也变得不足为奇了。其所导致的结果是极其严重的,很多医生的治疗原则是,只要不严重影响到患者健康恢复,任何牟利行为都是可以接受的,因此在处方开具、住院时日的控制等方面都游离了为患者考虑的原则。针对对患者健康损害的情况,国家发改委副主任朱之鑫指出,过去由于"以药养医"的不良体制,基层过度用药的情况非常严重,特别是抗生素、激素、维生素和输液的滥用。2009年整个中国输液总计104亿瓶,相当于13亿人,平均每人输液8瓶,远远高于国际上2.5~3.3瓶/人的水平[①]。

此外,同医疗保险道德风险的分类一样,公立医院道德风险也有来自患者的因素,即也有需方道德风险,如患者对医疗服务的过度需求会加剧医院的道德风险。鉴于供方层面的问题更为显著,这里并不对此深入展开。

从现有研究看,我国很多道德风险的研究借鉴了国外的主流理论或实践启示,仍旧未脱离古典经济学的正统分析,而对我国制度特点的深入探究较少。客观情况表明,中国的"看病难"与"看病贵"(简称"中国病")与其他国家如"美国病"的病因不同。中国病的病因是医疗改革的不彻底性,这使得市场化程度没有真正体现;而美国"看病贵",最重要的原因则在于高度市场竞争下医疗技术的过度进步。具体医疗卫生体制背景需要具体分析。考虑到这点,为解决我国医疗体制改革中的公立医院发展问题,本书认为,依靠国内外理论实践中的前沿分析是合理的,但从制度根源角度比较出发更为必要,需要有选择地借鉴和创造适合中国特殊政策背景下解决问题的途径。

---

① 来自http://www.chinanews.com/gn/2010/12-24/2744294.shtml

3.2 道德风险成因的主流研究观点回顾

3.2.1 委托代理理论视角

委托代理理论是分析道德风险最为经典也是最为常见的理论。它是指由于委托人与代理人利益的不一致性,代理人会利用信息的非对称性优势,不完全按照委托人的意愿和签订的合同行事,而是以追求自身利益最大化为目标,损害委托人利益或社会效率,由此产生委托代理问题,如道德风险和逆向选择。同样,公立医院也处于委托代理关系链条中,扮演着复杂的角色,对上承接政府委托,对下联系患者群体,基于自身利益诉求,公立医院委托代理中的道德风险问题同样不可避免。其产生的原因具体如下:

(1) 信息不对称的客观现实

信息不对称问题是道德风险产生的根本原因。一般来说,代理人往往比委托人更了解自己的禀赋条件、目标偏好和努力程度,更了解组织内外部环境、决策风险和收益大小等信息。委托人对于一些信息,如努力程度和决策风险等是很难掌握的,或即使能够取得也会因成本太高而不得不放弃。基于此,委托人就很难对代理人进行有效的监督控制。这样,代理人利用自己掌握的有利信息进行利己行为便成为可能。此外,处于委托代理链条节点上的公立医院涉及多级委托代理关系,医院本身既是初级关系中的代理人又是次级关系中的委托人,委托代理链条延长加大了信息的扭曲和失真,委托人在此情况下就更难掌握相关信息,因此监督能力被削弱,代理人根据信息优势去谋求自身利益的几率则会更大。

(2) 政府与公立医院的目标不一致

根据产权经济学,代理人是理性的经济人。在既定的制度下,代理人行为目标是借助委托人提供的条件,在实现委托人任务的同时最大化自身利益。由于委托人利益最大化的目标必须依靠代理人的行为来实现,但是委托人目标并非总与代理人目标一致,因此双方的效用函数不一致。就公立医院而言,国家卫生行政部门与公立医院间的目标函数往往是不一致的。卫生行政部门作为委托人,其目标在于社会医疗公益的最大化。而医院迫于市场竞争和生存压力,其行为表现却可能是追求医院规模的扩大、经济效益的提升。另外,很多公立医院管理者经常存有这样的思想:医院的效益并不是由所有者直接创造的,而是由其经营管理付出换来的,因而在制定代理目标时就会倾向以自身利益为出发点,脱离公立医院的社会公益目标旨向。

以上的分析都是将政府视为社会公共利益的无偏公正委托人,而事实上,政府也是由全民所委托的代理人,它们也处于委托代理中间链条上,也脱离不了自利的动机。布坎南在公共选择学说中就已经揭示"万能崇高的政府"也具有自利的本质意图,他将政府视为具有自利动机的单位,作为国家统治代理人的政府,也并非完全依照制度均衡与否和需求大小决定是否进行制度创新,而是会在有限理性条件下追求自身利益和效用最大化。关于政府和利益集团的逐利行为,这里并不详细展开论述。

(3) 公立医院管理人员的角色困境

公立医院既是上级代理人又是下级委托人,双重角色常使医院内部管理人员陷入"角色困境"。从公有资源的财产归属来看,绝大部分公立医院是卫生部、各地卫生厅和卫生局或大专院校直属或下属单位。作为法人代表的院长则是由上级任命,理论上应拥有医院的经营管理权,但现实中院长及内部管理人员并无独立意义的经营管理权,很多被赋予的权力都没有充分的体现,所以医院管理者难有真正所有者的心态和责任感。另外,公立医院管理者作为公立医院的二级代理人,拥有公立医院相当一部分内部决策权却不必承担较大的经营责任风险,所以他们缺乏有效的约束和责任机制。再者,医院管理人员的收入与医院利益的真实相关度小,缺少相应的剩余索取权。综上所述,在制约与激励双重缺失的情况下,一些公立医院管理人员自利化行为的出现就在所难免。

(4) 契约的不完全性

信息有限的客观事实造成契约一般是不完全的,不可能穷尽各相关参与方的所有责任、义务和权利。由于委托代理双方不可能将所有条件下的权利和责任规定清楚,所以没有详细规定的那部分权利与责任的配置必然会影响代理人的行为选择。公立医院实施多头管理,如公立医院的基建、资产投资决策权由发改委负责,经费补助由财政部门负责,院长的任免由医院负责,医疗执业、技术的准入和监管由卫生部门负责。尽管多部门管理有利于发挥管理专业效率,但如此多头管理使得契约不能完全穷尽各方的权利与义务,必将导致公立医院在具体运行中出现混乱。

3.2.2 伦理学视角

伦理学理论主要是从个人道德层面的认知来研究,认为道德风险产生于个人,因而人的主观因素对道德风险的产生起着关键性作用。这些因素主要包括:员工工作责任心差、违规的投机心理或故意犯罪行为、因报酬或晋升等原因造成的心理不平衡等。而这些因素产生的根源还是道德个体的人性及有限理性,正是因为人性的存在,道德风险是不可能完全彻底消除的。但也因为有限理性的存在及个人理性程度的不同,道德风险的程度也不一样。

(1) 人的自利性

自利性可以理解为自我中心主义下的趋利行为,即个人为了获取自身需求,满足自身欲望,不管社会和他人的需要,不顾这种需求的可行性和合理性,即不遵循伦理原则、道德标准甚至法律规范行事。人的自利性目的主要表现为个人功利主义,即追求自身利益的最大化。经济学与伦理学在解释自利性时存在共通之处,即经济利益最大化是个人功利主义的表现之一。建立在"经济人追求自身利益最大化"的基本假定基础上的新古典经济学,提出了出于人的"自利"天性,人们会以追求经济利益为最终目标。新制度经济学在未改变人"自利"假定的前提下,拓展了人类所追求利益的范畴,认为人类所追求的利益除了经济利益之外,还包括精神利益和政治利益。人的欲求是多维的,所以不同人的欲求在这些方面也表现出较大差异。

(2) 人的有限理性

古典经济学不仅把人假设为单一的"经济人",而且假定"经济人"具备完全理性,即人能够自觉地追求"最优化"。但随后,陆续有经济学家对这一假设提出质疑,阿罗最早认识到了人的理性之有限性,他认为,"有限理性就是人的行为是有意识的、理性的,但这种理性又是有限的"。新制度经济学的创始人道格拉斯·诺思(Douglas North)也认为,古典经济学的这一假设完全没有必要,人们处理信息的思维能力是有限的,人的有限理性包括两个方面含义:①环境是复杂的,在经济活动交易中,人们面临的是一个复杂的不确定的世界,而且交易越多,不确定性就越大,信息也就越不完全。②人类对环境的计算能力和认识能力是有限的,人不可能无所不知。由此可以推断,人的道德自律所依循的原则和标准同样也存在有限性。由于人的自律带有相当的盲目性,难以摆脱不良需要的诱惑,从而难以把握适当的"度"及道德选择的多样性,很多情况下,个人无法判断究竟哪些是道德准则下的行为,哪些是超越了道德标准的行为。

基于信息经济学和伦理学视角的道德风险成因分析,主要是从产生主体来剖析的。而本书认为,每一主体存在于制度环境中,其行为都受到制度的制约与影响,制度应被视为道德风险产生的重要原因。因此,下文将以制度为突破口,详细阐述了制度背景下公立医院道德风险产生的根源。

3.3 我国公立医院道德风险产生的制度原因

医疗卫生领域尤其是公立医院的道德风险研究离不开客观制度背景的分析,但从制度角度出发研究公立医院道德风险产生的原因尚不多见。所以,本书重点选取制度这一视角来剖析公立医院道德风险产生的深层次原因。

3.3.1 国内外医疗卫生制度背景比较分析

伴随着"国家干预型"向"市场促进型"经济体制改革的发展,我国的公立医院体制改革也一直处于变动之中。从目前阶段来看,我国正处在改革开放前的"国家干预型"与改革开放后的"市场促进型"的过渡阶段,仍未实现医疗卫生体制的成功转型。而公立医院发展中出现的很多弊病,也恰恰源于医疗卫生体制变迁的影响。本书选取了"市场促进型"和"政府主导型"的典型代表模式——美国和英国的医疗卫生制度改革为对比案例,通过借鉴深入分析挖掘出我国公立医院道德风险产生的制度根源,并进一步分析这一根源下公立医院道德风险的种种表现形式。

3.3.1.1 美国自由主义市场化的医疗体制

(1) 美国医疗体系简介

美国在自由市场经济制度下,其医疗体制总的特点就是采用自由经营和自由竞争的模式,政府干预比较有限。美国的医疗卫生服务提供系统由私立非营利性医疗机构、公立医疗机构和私立营利性医疗机构这三个主体构成。其中,私立非营利性医疗机构是医疗服务体系的主力,承担社区服务的主导任务;公立医疗机构作为国家安全网(Safety Net)的主体,也是重要的组成部分,负责向低收入者、无医疗保险者及弱势群体提供廉价的门诊和住院服务;私立营利性医疗机构作为加强竞争的必要补充,起到了提高医疗服务体系效率的作用。可以看出,美国医疗服务的提供系统一方面是自由市场经济的集中体现,另一方面也起到了对"有限政府"的补充作用。

作为"安全网"的美国公立医疗机构,其主要职能是为4 000多万低收入、无保险和保险不足、医疗救助保险计划以及需要特殊照顾的美国人群服务。开展的活动包括社区卫生服务、突发卫生事件、医学教育教学等,公共性和公益性是公立医疗机构作为安全网职能的集中体现。在补偿制度方面,美国各级政府对公立医疗机构的经营给予了必要的扶持,既给予适当比例的政府补贴,又鼓励其通过为医疗照顾和救助的受益人服务而得到合理补偿。在政府支持下,公立医疗机构本身也有较强烈的社会服务责任感,它将公众健康作为使命。

从公立医院管理体制来看,美国的公立医院管理体制属于单一法人制,由政府对公立医院实行间接管理,通过管理委员会对医院的经营活动保持某种程度的控制权。但从医院管理的微观层面看,公立医院作为独立的公共实体,实行董事会管理下的院长负责制,在财务、人事和日常管理上拥有更多的自主权。美国市场化体制造成公立医院管理体制也带有市场化管理色彩,同企业一样,所有权与经营权分离的管理体制路径促进了经营者的管理效率。

(2) 美国市场自由主义医疗体制下的弊病

尽管公立医院的存在缓解了美国"看病贵"的问题,但是美国的公立医院只是支撑和抵御防线,医疗服务体系的主力仍然是私立非营利性医疗机构,它们强有力地推动了市场化竞争。在市场化竞争下,美国的医疗技术得到很大提升,但也正是市场机制所决定的高质产品高价的市场定律,导致美国的"看病贵"问题难以解决。此外,商业模式主导的医疗保障对于公平性的实现非常困难,医疗救助的可及性问题亟待解决。对于医疗公平性问题,政府部门也显示了改善的决心,如2009年奥巴马提出"新医改",力挽市场化弊病,为的是创建一个全民医保时代,解决美国"看病难"问题。这一改革在医保覆盖率及资金投入上设立了目标值,计划在10年内耗资8 710亿美元,把94%的美国人纳入医保覆盖范围。对比4 700万美国人处于医保之外、近4 000万人医保不全的现实,94%的覆盖率目标的确是个相当宏大的计划。但受到自由主义根深蒂固的影响,这个计划的施行遭到了重重阻力,2011年美国共和党控制的国会众议院通过一项议案,废除总统奥巴马政府推行的医疗保险改革法,这使得旨在实现公平医保的计划浅尝辄止。

3.3.1.2 英国典型福利色彩下的医疗体制

(1) 英国医疗体系简介

第二次世界大战期间,英国牛津大学的学者贝弗里奇起草了《贝弗里奇报告》,建议英国战后扩充社会服务系统,并按照凯恩斯经济学的方针推行全民就业等政策。这份报告后来被艾德礼政府所接纳,他在任期间大力对公用事业进行国有化,并设立国民保健署,使英国走向福利国家道路,这也造就了英国全面提供免费医疗的医疗体制。

但在 20 世纪 70 年代以后,伴随着欧美"滞涨"(通货膨胀与失业率同时居高不下)的情况,社会福利逐渐不堪重负,政府财政赤字负担日益加重,各社会民主主义政党面对这种情况束手无策。于此,主张自由发展的"新自由主义"开始登上政治舞台,英国政治风向兴起了撒切尔主义(Thatcherism)。这一风向在政府职能方面的政策主张表现为:一方面,使得政府真正成为廉洁透明的服务型政府,在安全、治安、教育、医疗等基础措施方面增加投入并提供更好的服务;另一方面,尽量减少国家控制管理带来的低效、资源浪费等现象,政府不得不将更多的任务移交给更有效率的社会机构、非政府组织和私立机构承办,由此实现政府和市场的制衡,达到平衡状态。在这种行政风向的变革下,为了提高对公有医疗资源的利用效率,公立医院不得不通过组建医院托拉斯(又称公立医院集团)进行改革,实现医院市场的内部竞争。

(2) 政府主导下的英国医疗体系的弊病

英国的医院大都属于国家公有资源,在改革前,施行的全面免费医疗造成的最大问题是国家医疗财政支出负担过重,政府承担的财政压力过大,这一情形同我国计划经济时期的医疗体制是类似的;其次,在普遍缺乏竞争的环境下,很多医院的设备落后,医疗技术进步不大,整体的医疗水平和资源利用效率有限,医疗资源和医务人员的最优状态未被深入挖掘,而随后英国实行的医院托拉斯公立医院集团就是改变这种状态的有益探索和实践。尽管英国政府意识到了国家过度干预的弊病,但由于其典型的国家福利色彩体制仍旧没有改变,政府在公立医院医疗支出领域的巨量投入依旧未改变,效率低下、医院工作人员创新积极性不高等问题依旧存在。

应该说,美国和英国采用的是两种比较极端的医疗体制,而我国的医疗体制正处在从"国家干预型"向"市场促进型"转化的过渡阶段,两种医疗体制存在的问题在我国皆有体现。也正是通过分析这两个国家的医疗体制背景,从比较借鉴角度有助于更好地分析我国公立医院道德风险产生的体制背景和原因。

3.3.2 我国公立医院道德风险产生的体制背景和原因

经济政策的市场化风向引起了社会各领域政策的变革,在强调效率、效果和成本节约的原则下,我国医疗卫生政策改革的方向正逐步转向市场化。

从政策走向趋势看,我国之前的计划性集权体制同英国国家干预型体制较为相像,英国95%的医院属于公立医院,政府财力不足和公立医院效率低下的状况与我国的现状也极为相似。为了解决这些问题,我国开始探索将计划经济时期的政府集权控制型体制变革为市场偏向型体制,探寻公立医院改革的方向。但与美国自由市场经济不同的是,由于我国市场经济体制发展并不完善,政府责任与市场责任的界限模糊混淆并不清晰,在医疗提供模式中的市场化色彩更为浓重。这主要是因为,我国的自由市场是在一个由强大政府和自由市场经济相结合的背景下出现的,是一个"权威自由主义模式"。为了提高在市场中的竞争力,政府正试图转变为"市场的推进器"。作为医疗体制改革目标之一的公立医院改革,也一直力图平衡国家干预和市场促进,避免上述两个国家的偏极端化倾向。但也正是这一综合性的色彩,使我国公立医院在改革走向上难以避免地受到了两股势力的共同作用,"看病难、看病贵"及其他医院道德风险问题凸显出来。从体制缺陷形成的深层次角度分析,路径依赖和体制变迁的时滞性是造成我国公立医院体制缺陷的重要因素。

3.3.2.1 计划性集权体制的路径依赖

(1) 路径依赖的内涵

首先,受我国计划集权体制路径依赖的既有惯性影响,我国公立医院医疗体制转型效果滞后。复杂性科学奠基人布莱恩·阿瑟(W. Brian Arthur)曾将路径依赖用于解释和描述技术变迁过程中的自我积累和自我强化。他提出,由于某种原因出现某项新技术后,这一新技术可以凭借先占优势,实现报酬递增,由此进入自我增强的连锁良性循环,从而使得其他哪怕更具优良品质的技术因为晚一步、没有获得足够的追随者来加强而锁定在某种恶性循环之中。也就是说,由于某种原因首先发展起来的技术常常凭借其先占优势,如其规模效益导致的单位成本降低、普遍流行导致的学习效应和配套此技术的其他技术出现产生的协调效应,最终导致自我增强的良性循环的实现。

借鉴布莱恩·阿瑟的路径依赖思想,道格拉斯·诺思将其运用到制度变迁的分析中,形成了制度变迁的路径依赖观。诺思提出,在没有报酬递增和不完全市场的情况下,制度选择上的初始错误会自发得到纠正。因此,报酬递增和不完全市场会规范制度变迁的路线,各自对制度变迁产生不同的效益。在这里,收益报酬递增带来的效应同技术效应一样,主要表现为:①规模经济特性,某制度建立时,初始的成本较高,但是随着制度的推行,这一成本会逐渐下降。②学习效应,制度产生后,通过对制度的学习,产生的学习效应使得制度能更容易地被适应。③协调效应,一般来说,一项制度的实施将会产生一系列与这一制度相适应的正式制度和非正式制度,通过形成新的制度连接体最终形成统一互补的制度体系,这样也就巩固了原来制度的地位。④适应性预期,随着某一制度的支配地位不断加强,人们会对已经实施的制度产生持续下去的普遍预期,由此不断强化对制度的预期。这四个效应综合起来,所产生的制度矩阵的相互依赖会产生巨大的报酬递增,一旦进入某种制度的良性循环,这一制度的势力和影响就会越来越大,由此产生路径依赖。

(2) 我国公立医院体制改革的路径依赖

政治经济学从政治市场分析了路径依赖,认为如果相应的政治市场是完全竞争性的,即市场中的交易费用接近零时,报酬递增造成的对低效率路径的依赖是容易被纠正的。但是,完全竞争的政治市场在现实中是不存在的。同样,因为信息不完全性的客观存在,对于医疗市场来说,路径依赖依旧是很难避免的。医疗卫生体制的制度变迁所处的环境,决定了公立医院无法摆脱计划性集权体制下既有发展路径导致的聚集效应和信息不对称的客观现实。因此,路径依赖也成为我国公立医院改革的阻力。

从建国初期到改革开放这个阶段,医疗政策在"社会主义理念"的宣扬之下,重视社会保障和社会平等,采取的是城市居民享受由国家和企业提供的免费医疗服务。这一时期,整个医疗服务提供体系就是以公立医院为主体,医疗机构的改革也就是公立医院的改革。造成的结果是:首先,来自底层的患者受众已经产生了适应性预期,即将医疗卫生体制的公益性和平等性目标作为终极目标。因此,一旦涉及公立医院降低成本运营、提高治疗费用等现实,患者就认为其与医院公益责任色彩相悖,无法接受。其次,计划体制下公立医院已经形成了其既有的管理体制适应性,一些与这一制度相适应的大量正式制度和非正式制度互补,所形成的稳固的制度矩阵更是让这一管理体制难以攻破。初期开始的政府管制色彩一直延续到现在,形成了坚不可摧的制度矩阵保障,使得即使到现在也难以彻底摆脱"医政不分"的管理体制。各地公立医院实行管理体制试点改革,就是要从过去计划集权体制的路径依赖中解放出来,这让我们看到了希望,但是试点效应的有效性和普及性仍旧值得质疑。因为作为局部范围的试点,在严厉监督的压力之下,政府往往会集中资源,倾其全力将试点工作做好,但是当试点工作推广开时,是否有效又成为一个需要考虑的问题。

我国社会政策的转变受到经济政策转变的影响,在意识形态、社会目标方面都发生了巨大转变。医疗卫生政策作为社会政策的重要组成部分,面对计划集权体制时期医疗资源的滥用、成本居高不下、效率低等日益严重的问题,也试图通过市场化道路解决医疗资源供给不足和效率低下的问题。期望在效率优先的发展战略下,改善公立医院的医疗服务水平,扩大服务范围,促进高质量服务的生产,以及具有更多的弹性以提供符合地方需要的公共卫生服务。从公立医院的改革状况来看,我们依旧处于转变探索阶段(表3-1)。在计划集权体制的路径依赖作用效果下,30多年的经济和社会政策改革遭受到了不小的阻力,包括公立医院改革在内的医疗卫生体制改革屡次调整、不断变化,我们依旧处在"摸着石头前进"的阶段,改革成效并未得到彰显。

表3-1 我国社会政策目标的转变

分类	改革开放之前(1949—1978)	改革开放之后(1978—)
意识形态基础	宣扬"社会主义理念",重视社会保障和社会平等	强调经济效益和竞争力的重要性
主要社会目标	通过"再分配机制"维护"社会公平",增加公共支出,提高人民生活质量	为穷人和有需要的人提供最低生活保障,以维护社会稳定,在社会福利提供中引进多种形式的非政府行动者

来源:岳经纶,郭巍青.中国公共政策评论.第2卷[M].上海:格致出版社,2008

3.3.2.2 医疗体制变迁的时滞影响

(1) 时滞的构成因素

除了路径依赖,公立医院改革效果未实现的另一个重要影响因素就是医疗体制变迁的时滞性。在新制度经济学中,最早揭示制度变迁中存在时滞现象的是戴维斯和诺思。在1971年出版的《制度变迁与美国经济增长》一书中,他们提出了一个关于制度变迁的"滞后供给"模型,就制度变迁的时滞问题作了较为深入的研究,得出制度变迁中的时滞由认知和组织时滞、发明时滞、菜单选择时滞和启动时滞四个部分组成。其中,认知和组织时滞是指从辨识潜在利润的存在到组织初级行动团体所需要的时间;发明时滞是指制度从无到有所需要的时间;菜单选择时滞是指搜寻已知的可替换的菜单,以及从中选定一个能满足初级行动团体利润最大化的安排所需要的时间;而启动时滞,则代表选择最佳的制度变迁方案和实施新的制度之间的时间间隔。

对应到医疗制度变迁中,本书并不对应这些严格的学理定义,而是主要从造成时滞的利益集团角度来分析。公立医院改革的利益集团是由多个利益相关群体构成的,包括政府部门、医疗机构、社会公众、医药生产企业、各种行业协会组织等,而改革可以视作这些利益集团相互间的博弈过程。每个主体都有自己的利益诉求,但从最根本的宗旨来看,公立医院的改革目标应该是为满足和实现广大人民群众的健康利益需要。包括患者在内的社会公众才应该是中心的利益集团,但现实情况是,各方并未就健康利益的实现这一根本目标达成合力,而是各自为政,寻求自身利益集团的利益,社会公众成为医疗改革中的弱势群体。我国医疗卫生体制改革尤其是公立医院改革之所以进展缓慢,很大程度上是因为制度创新触犯了既得利益集团的利益,这部分利益集团以市场性牟利为动机,在政府规制监督缺乏有效性的情况下,参与改革的动力不强,甚至成为了改革的阻力。因此,在公立医院体制改革中,认知和组织时滞、发明时滞、菜单选择时滞及启动时滞穿插在改革的进程中,通过作用于利益集团,以利益集团的行为表现造成时滞。

(2) 时滞变迁长短的重要影响因素

一方面,诺思提出影响制度变迁时滞长短的因素很多,如人的有限理性、信息传递的成本、意识形态等,但是他认为在诸多因素中,现存法律和制度安排、现存的制度技术状态,以及新制度安排的供给过程,是影响变迁时滞长短特别重要的三个要素。在他看来,首先现存法律和制度安排是最为重要的,现存制度的残余价值会阻碍新制度的替代,限制制度安排的演化范围,如一国的宪法秩序往往就规定了制度安排的可行性空间。此外,制度创新又是一个利益调整的过程,既往的利益主体会千方百计地维护其利益,阻碍制度的创新,在这些利益摩擦和矛盾下,就必然会形成对新方案旷日持久的讨价还价,影响制度进程。其次,现存的制度技术状态则如同企业生产规则一样,只要旧技术的平均可变成本还低于新技术的平均总成本,那么一般就不会在短期内革新一个新的技术程序。对公立医院而言,目前医疗体制改革试图有所突破,却又始终不前,很大程度上可以看作医疗制度的技术状态尚未成熟,旧的制度成本仍旧低于改革预期实现制度的成本。最后,即使新制度产生了,新制度安排的供给过程也需要很长的时间,执行过程的拖延导致这一时滞又被延长。

综上可知,医疗卫生制度改革在达到帕累托最优状态之前,由于我国旧有的计划集权体制的深厚影响,公立医院同制度变迁所影响到的其他领域中的主体一样,不可能避免制度变迁的时滞问题。

3.3.3 医疗体制缺陷下我国公立医院道德风险的表现形式

不可否认,作为理性的经济人,公立医院本身就存在逐利动机。而医疗卫生政策改革的漏洞,更是助长了医院逐利行为和对公益性责任的偏离。在我国当前所处的医疗体制转型过渡时期,人们的行为往往容易进入布坎南所说的第三类道德真空——"道德的无秩序状态",即个人既不考虑忠诚,又不恪守信誉,只考虑个人利益,把个人利益和愿望的实施建立在损害和欺骗他人的基础上,这是传统经济向市场经济过渡时最可能发生的状态。

公立医院道德风险是公立医院利用自身的信息优势,为了追求自身利益最大化而侵害公共卫生资源和社会利益的行为。按照道德风险与患者群体之间有无直接关系,可以将其分为宏观道德风险和微观道德风险。宏观道德风险指的是受公立医院体制变革效果滞后和偏离影响所产生的一些道德风险,如市场化走向下的公益性缺失、体制改革不完善情况下的权力寻租等行为;而微观道德风险问题则直接体现为公立医院的不合理行为对患者就医的影响,如不合理的医疗费用价格上涨、医患矛盾激增等问题。

3.3.3.1 宏观道德风险表现形式

(1) 市场化走向导致的医院公益性缺失

计划经济时期,不同类型的医疗机构基本具有特定服务目标和服务人群,相互间有着比较明确的分工和协作关系。自 1980 年国务院批转卫生部《关于允许个体开业行医问题的请示报告》以来,医院的设立开始从单一体制向多元化体制发展。原来的公有制医疗服务机构出现了全面分化,大量机构的所有制性质由过去的国有、集体所有转化为私人所有或其他所有制形式。特别是 20 世纪 90 年代中期以来,不少地方也开始以拍卖、股份制改造等方式对专业医疗服务机构进行改造或改制,一些原属于国有或集体性质的医疗服务机构,转变为私人所有制或其他所有制形式。2010年11月26日,国务院办公厅下发了《关于进一步鼓励和引导社会资本举办医疗机构的意见》,降低了办医准入标准,增加了医疗机构间的竞争,使得公立医院面临的压力更大,运行状况不良的公立医院也会面临重组甚至被淘汰的风险。

此外,从2000年开始的医疗服务机构分类改革,进一步为相当一部分医疗服务机构追求营利目标提供了明确的政策依据。按照医疗机构分类管理意见,医疗服务机构分为营利性医疗机构和非营利性机构两类。营利性医疗机构参照企业组织管理模式,可以合理合法地追求利润;非营利性医疗机构虽然不得以营利为目标,但仍然要进行独立核算,大部分收入仍需要靠向社会提供各种服务获得,因此,经济目标仍是非营利性医疗机构不得不追求的目标。从私营医疗服务机构的性质来看,他们追求营利目标并不会受到质疑。对于仍保持国有或集体所有身份的公立医疗机构,其一般是非营利性医疗机构。由于医疗服务机构管理体制特别是财务管理体制的变革,政府投入逐年减少,公立医院也普遍由过去单纯追求公益目标转向追求经济目标,或至少是由过去不考虑收支转向认真考虑收支平衡并积极追求盈余,很多公立医疗机构在追求经济目标的同时也跨越了道德底线,医方道德风险引发的问题十分严重。公立医院的战略定位再也难以回归到公益性的根本宗旨,只重视服务数量和经济效益,忽视服务态度、质量和社会效益,乱收费、不合理用药和药品回扣等现象层出不穷,引发了社会的广泛关注。

此外,市场化趋向使得公立医院内部工作人员的思想意识也逐渐发生了变化。1992年9月,国务院下发《关于深化卫生医疗体制改革的几点意见》,文件明确了卫生事权上的属地分级负责原则,改革思想集中在"进一步扩大医疗卫生单位的自主权,包括劳动人事安排权、业务建设决策权、经营开发管理权和工资奖金分配权","继续推行各种形式的责、权、利相结合的目标管理责任制","鼓励公平竞争,打破平均主义的分配方式"。但这些经济激励方式是一把"双刃剑",对于调动医疗机构和医务人员的积极性,提高医疗服务提供量和服务效率,缓解群众"看病难"等都起到了一定的积极作用,但与此同时也导致了"诱导医疗需求"的道德风险行为频频出现。

(2) 体制改革的不完全性滋生医院权力寻租

从上面的分析我们可以得出,公立医院管理体制制度变迁的效应显现也带有一定的时滞性,而正是时滞性为寻租创造了时间和空间。在计划经济时期,政府对公立医院的控制非常严格,控制内容涉及医院管理的各个层面。市场经济改革后,尽管相较于其他类型的医疗机构,政府对公立医院的管理与控制力度很大,但从公立医院自身发展角度来看,政府已经下放了相当的权力。对医院而言,政府在以下方面的权力下放力度明显:①人事权。除医院的主要行政首长仍由主管部门任命外,中层部门领导基本都由各个机构自行决定,另外,很多医院还对中层领导任用实施了聘任制,并引入了岗位竞争机制;可以根据需要自主录用员工而不必再依靠政府分配,一些医院还对新录用员工实施了就业合同制。②业务活动自主权。医院可以结合政府确定的基本职能和目标,自主决定医疗服务内容和方式,如增加或削减某些服务项目等。③内部分配权。医院可以在国家既定的分配制度框架下,自主决定和调整内部员工的分配方式及水平,也可以自主决定内部科室设置并有权力进行调整。④财务权。医院基本可以自主支配相关收入,用于医院发展和集体福利等。也正是在这一过程中,所滋生的问题要求公立医院必须寻找与外环境相适应的内部法人治理结构。

  权力下放有助于医院充分发挥自身优势,利用资源创造效益,但同时权力下放与权力制衡之间的杠杆失衡问题若不能有效解决,则会滋生更为严重的问题。由于"医政不分"色彩依旧浓厚,在所涉及的三个主要权益问题——产权确立、政府监管和法人经营权上,尚缺乏明晰的权益界定,三种权益之间存在"缺位"、"越位"和"不到位"等问题,主要表现为:①缺位引起的管理体制道德风险,包括公立医院的战略定位、发展规划和资产监管等应体现出资人权益的内容尚未体现,诊疗规范、质量控制和绩效评估等方面的政府监管严重缺位。②越位引起的人才管理制度不尽合理。一直以来,公立医院所采用的是行政化人事及干部管理制度,医院本身并没有独立人事权,由此带来了医院行政管理效率低下等问题。医院院长等高级管理人员是由组织部门任命的,根据医院的行政级别确定其待遇,目前尚缺乏衡量医院院长工作绩效的考评制度。而在英国,公立医院的院长任命是通过公开招聘等方式选拔任命的。我国公立医院的医生终身制导致了医院的人才封闭,卫生人才不能合理流动,资源高度集中在城市大型医院。③政府对公立医院的财务收支、剩余留取、经营管理方面的监管不到位。如我国公立医院运行管理中对基建项目、购买大型设备缺乏严格把关和监督,使得医院管理层和职工已经获得了部分剩余索取权。相反,国际上很多国家将基本建设和购置昂贵医疗设备等权力下放给公立医院时却是持十分谨慎的态度。通过以上分析可以看出,在公立医院体制改革中,由于我国政府与公立医院权益关系不明晰,一定程度上导致了公立医院道德风险的产生。

3.3.3.2 微观道德风险表现形式

毫无疑问,微观道德风险是脱离公益性的宏观道德风险的继发产物。相较于宏观道德风险,微观道德风险更直观且具体地体现在医院提供的医疗服务活动中,微观道德风险与各参与方——医院、医务人员和患者之间的联系更为明确,因所涉及的是围绕医疗服务提供的直接问题,从服务提供主体来看,即是医生道德风险和医院道德风险。

(1) 提供过度服务和产品,加剧"看病贵"问题

影响医疗服务价格增长的因素有很多,比如人口结构变动、疾病模式转变、技术水平提高等等,但其中一个至关重要的因素,便是医疗服务机构及从业人员基于牟利动机,提供过度医疗服务这一道德风险行为推动了"看病贵"。过度医疗的具体手段可谓五花八门,比如提供各种不必要的甚至是完全无关的检查和治疗、滥开处方、搭车销售非医疗服务和产品,有些医院甚至虚列治疗和服务项目多收费、滥收费。此外,在这一道德风险行为引发的诸多问题中,诸如药品特别是抗生素类药品滥用导致的危害在很大程度上已经成为社会问题。

(2) 服务重点和技术路线选择逐步偏离基本社会需求,加剧了医患矛盾和纠纷

服务行为的选择与医生的医德有着密切的关系,根据医疗卫生行业的特点和我国国情,在医疗卫生服务重点和技术路线选择方面,合理地选择应当是首先突出疾病预防和控制,在技术路线选择上注重适宜技术。但由于市场化体制的驱使,医疗服务机构甚至公立医院也普遍追求经济利益,服务重点和技术路线选择发生严重偏离。轻预防、重治疗,轻常见病、多发病、重大病,轻适宜技术、重高新技术等倾向越来越突出,这些都进一步加剧了医患矛盾和纠纷。

(3) "幕后交易"的日常化

"幕后交易"可以说是医务人员道德缺失的最直接表现,它是医务人员在衡量心理成本和违规成本后所做出的行为。当然,这种行为在补偿水平低下的情况下并不是必然发生的,也有很多医务人员能够恪守职业道德,彰显医德本色。"幕后交易"的形式多样,最普遍的是"医药合谋",是医生靠向患者兜售药品特别是贵重药品牟利;而医药、设备采购也存在"幕后交易",巨额回扣等灰色收入造成医疗成本大幅提升倒逼医疗收费增加;此外,患者为获得优质医疗资源会向医生送红包,进行"幕后交易"。"幕后交易"这种扭曲的道德风险行为在很大程度上加剧了医疗

服务提供的不公平性。

可以看出,道德风险产生的根源在于政府医疗卫生体制的弱有效性。政府在公立医院改革过程中,片面强调对公立医院简政放权,却忽视了对公立医院的监管。因此,在政府卫生主管部门的直接监管弱化的情况下,可以尝试第三方监管和强化公立医院自身治理,提高公立医院的声誉,以遏制公立医院的道德风险行为。下面分别就宏观道德风险中的医院寻租行为和微观道德风险中的药品采购行为展开具体分析。

3.4 公立医院寻租行为分析

3.4.1 公立医院公益性弱化——寻租视角的分析

3.4.1.1 公立医院的寻租环境

医疗体制改革旨在平衡好国家干预和市场促进,将两者较好地结合,医疗体制变迁在走向上难以避免地受到这两股势力的共同作用,一方面是政府财政的低补偿,另一方面是市场力量的冲击。近年来,政府给医院的经营自主权逐渐增大,但是作为政府的代理人,公立医院在权力的行使过程中却往往偏离公益性目标。医疗产品的政府采购价高于市场价、各种不必要的甚至是完全无关的检查和治疗、滥开处方、搭车销售非医疗服务和产品等,其背后往往涉及"医商合谋"的寻租受租问题。

公益性弱化验证了转型时期公立医院过快市场化与政府监管缺失带来的不良后果。公立医院原则上都要成立医院管理理事会和民主管理委员会,但决策、执行、监督相互制衡的权力运行机制仍旧没有出现。医疗政策范式强调效率、效果和成本节约原则,但制度的缺失加剧了医院的道德风险,使寻租成为可能。

关于公立医院公益性缺失的研究主要从委托-代理理论出发,认为公立医院的失范行为产生于委托人(国家)和代理人(公立医院经营管理者)间的委托-代理关系。委托代理分析基于经济人假设,认为行为人必然的经济利益动机导致必然的公益性偏离。当前医疗体制转型背景下,由于存在逐利空间及较小制度约束代价,行为人作为复杂的经济人和理性人,会平衡逐利后果。

3.4.1.2 公立医院产权固有属性引发的寻租必然

西方学者将产权分为私有产权、共有产权和国家产权三种形式。我国公立医院隶属于国家产权,所有权性质是全民所有。事实上,正是因为全民所有,公立医院产权难以变得明晰,导致难以界定的权利处于"公共领域"之内,不明确的产权关系增大了人们寻求"公共产品"租金的欲望,并且会降低社会经济制度的效率,"公地悲剧"由此产生。而在现实中,政府部门对这些代理人进行充分监督的费用又极其高昂,所以造成国有产权下的外部效应非常大,寻租就是国有产权外部效应的一种表现形式。很大程度上,寻租主体具有政府色彩,而"医政不分"使得我国公立医院的寻租角色名副其实。寻租行为对于具有一定社会福利性质的公立医院而言,其公益性与公平性必然遭受质疑,因此,分析公立医院的寻租活动非常必要。

3.4.1.3 我国公立医院寻租各方角色解析

寻租活动主要是依靠一种非正式的社会关系网络进行。作为委托人,社会保障、卫生药品监管、财政等政府部门在社会关系形态中的作用显著。一方面,政府授权或批准市场主体进入,形成某种政企委托-代理关系;另一方面,政府作为公立医院的委托人,授权医院行使权力并监督医院。但在产权结构、投融资机制、法律法规等制度环境存在诸多问题的客观环境下,政府监督很难面面俱到,易导致公立医院的行为偏离公益轨道,甚至在寻租者的诱导下加剧逐利行为。

公立医院具有代理人和受租人的双重属性,作为医院经营者和医务人员的集合体,它可以通过职权的不当使用发生受租行为,也可以通过医生的诱导需求间接导致寻租。作为政府的代理人,公立医院受到政府的扶植和保护,其获取租金现象如医疗受贿普遍存在,但由于制度缺失,这些行为未受到应有的规制。

而市场中的医药生产商、经销商等利益集团,则由于制度的缺陷和医院主体的寻利动机,拥有了向医院寻租的空间。尽管政府会对寻租集团进行监督和管制,但医药企业由于寻租收益远远大于寻租成本,从而导致寻租活动屡禁不止。从图3-1可以清晰地看出政府、公立医院和企业寻租集团之间的寻租利益博弈框架。

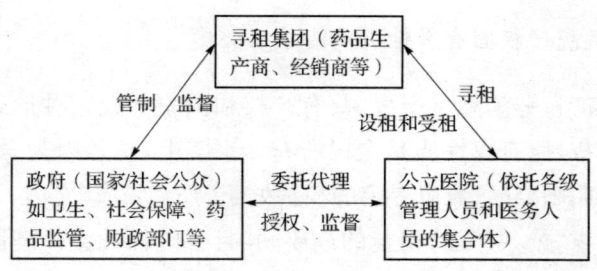

图 3-1 寻租利益博弈关系框架

3.4.2 不完全信息动态寻租博弈模型分析

3.4.2.1 模型基本假设

作为代理人的公立医院(包括医院管理者和内部工作人员)在追求公共利益目标的同时,也存在追求自身利益最大化的行为动机。这里我们假设这样的博弈环境:

①政府作为委托人,可选择的行动有两种:监督、不监督。公立医院作为代理人,是医院经营者和医生的集合体,可选择的行动有两种:利用职权或其身份发生受租行为、不发生受租行为。生产厂商等市场参与者作为寻租人,可以选择的行动有两种:寻租、不寻租。

②政府委托给代理人的公共权利和资源集合为 X,其中 $x \in X$,而 x 这种权利和资源的市场价值为 V。

③当代理人公立医院产生道德风险时,x 的市场价值集合会损失 ΔV,而公立医院会获得侵占的 ΔV 的收益;但是当代理人接受寻租者 $\alpha \Delta V$ 的租时($0 < \alpha < 1$),寻租者获得了 $(1-\alpha)\Delta V$ 的收益,这样公共医疗资源 x 的市场价值共损失 ΔV。

④当代理人的道德风险行为被发现时,会被处以 $\beta \Delta V$ 的罚款($\beta > 1$,β 为委托人对代理人受租的惩罚系数);当代理人接受寻租人 $\alpha \Delta V$ 的租金被发现时,将被处罚 $\beta \alpha \Delta V$,同时寻租人也会受到处罚,寻租人的损失为 $\beta(1-\alpha)\Delta V$。

⑤委托人监督时,如果能够发现代理人的寻租活动,处罚所得将归委托人所有,收益为 $\beta \Delta V$(寻租者并未被处罚)或 $2\beta \Delta V$(寻租者也被处罚);当委托人不监督时,则不能发现代理人道德风险和寻租者寻租的行为。

⑥委托人进行监督的成本为 C,代理人的正常工资收入为 W,当委托人发现代理人有道德风险行为或受租时,代理人将失去工资收入 W。

⑦在动态博弈过程中,参与人的不同行动顺序会产生不同的均衡结果。本文假定参与人的行动顺序为:委托人行动→代理人行动→寻租人行动。同样,其他行动顺序的决策策略可参照这一思路,虽然其均衡结果会有一些出入,但主要结论不会发生变化,所以不再考虑其他行动顺序。

由此,我们可以得出清晰的、三方参与的动态寻租博弈树(图3-2),最终得到8种博弈行动结果。博弈树中的每种行动都有它的发生概率,我们假定委托人监督的概率为m_1,不监督的概率则为$1-m_1$;代理人在观察到委托人监督或不监督后,滥用职权发生受租的概率是m_2,没有受租的概率是$1-m_2$;寻租者在观察到委托人监督或不监督、代理人发生滥用职权或无滥用职权时,寻租的概率为m_3,不寻租的概率为$1-m_3$。

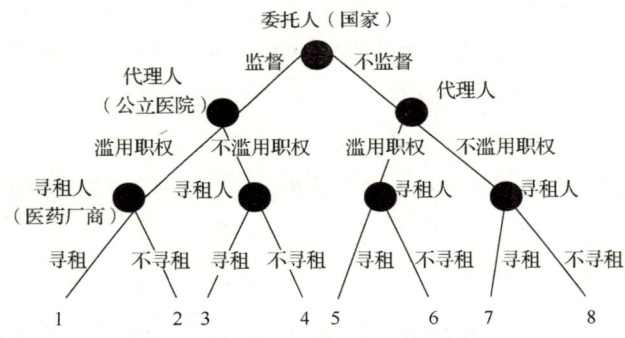

图3-2 公立医院行为的动态寻租博弈树

根据博弈树可以进一步推导出8种行动状态下对应的收益矩阵(表3-2)。

表3-2 寻租博弈三方的收益矩阵

行动序号	三方收益矩阵
1	$2\beta\Delta V-C+W, -\beta(1+\alpha)\Delta V, -\beta(1-\alpha)\Delta V$
2	$\beta\Delta V-C+W, -\beta\Delta V, 0$
3	$\beta\Delta V-C+W, -\beta\alpha\Delta V, -\beta(1-\alpha)\Delta V$
4	$-C, W, 0$
5	$-2\Delta V, W+(1+\alpha)\Delta V, (1-\alpha)\Delta V$
6	$-\Delta V, W+\Delta V, 0$
7	$-\Delta V, W+\alpha\Delta V, (1-\alpha)\Delta V$
8	$0, W, 0$

注:在三方收益矩阵中,第一项为委托人的收益,第二项为代理人的收益,第三项为寻租人的收益。

3.4.2.2 三方动态博弈行动概率求解

确定收益矩阵后,采用逆向归纳法可以求出三方动态博弈的均衡解。即在顺序上先确定最后参与人——寻租人的期望收益函数,在最大化寻租人的期望收益后得出寻租人的最优解;然后将寻租人的最优解代入第二个参与人——代理人的期望收益函数,得出代理人的最优解;最后把寻租人的最优解和代理人的最优解代入第一个参与人——委托人的期望收益函数,得出委托人的最优解,所得的系列最优解即为三方动态博弈模型的均衡解。具体求解如下:

(1) 寻租者的期望收益函数

$R_3 = m_1 m_2 m_3 \times [-\beta(1-\alpha)\Delta V] + m_3 m_2(1-m_3) \times 0 + m_1(1-m_3)m_3 \times [-\beta(1-\alpha)\Delta V] + m_1(1-m_3)(1-m_3) \times 0 + (1-m_1)m_2 m_3 \times [(1-\alpha)\Delta V] + (1-m_1)m_2(1-m_3) \times 0 + (1-m_1)(1-m_2)m_3 \times [(1-\alpha)\Delta V] + (1-m_1)(1-m_2)(1-m_3) \times 0$

化简得到:

$R_3 = -m_1 m_2 m_3 \Delta V \beta(1-\alpha) - m_1(1-m_2)m_3 \Delta V \beta(1-\alpha) + (1-m_1)m_2 m_3 \Delta V(1-\alpha) + (1-m_1)(1-m_2)m_3 \Delta V(1-\alpha)$

寻租者期望收益最大时:

$\dfrac{\partial R_3}{\partial q_3} = -m_1 m_2 \Delta V \beta(1-\alpha) - m_1(1-m_2)\Delta V \beta(1-\alpha) + (1-m_1)m_2 \Delta V(1-\alpha) + (1-m_1)(1-m_2)\Delta V(1-\alpha) = 0$

化简可得委托人政府部门监督行动的概率:

$$m_1 = \dfrac{1}{\beta+1} \qquad (3-1)$$

由(3-1)式可以看出,m_1 只取决于处罚的力度(即惩罚系数 β),与 m_2、m_3、α、ΔV 和 C 等均无关。且 β 越大,则 m_1 越小,表明包括法律和其他制度在内的处罚力度越大,委托人监督的力度就可以减小;否则,则需要委托人加大监督力度来抑制代理人的受租行为。

(2) 代理人公立医院的期望收益函数

$R_2 = m_1 \{ m_2[-m_3 \beta(1+\alpha)\Delta V + (1-m_3)(-\beta \Delta V)] + (1-m_3)[-m_3 \beta \alpha \Delta V + (1-m_3)W] \} + (1-m_1)\{ m_2\{ m_3[(1+\alpha)\Delta V + W] + (1-m_3)(\Delta V + W)\} + (1-m_3)[m_3(\alpha \Delta V + W) + (1-m_3)W] \}$

化简得到：

$R_2 = -\beta m_1 m_2 \Delta V - \beta m_1 m_3 \Delta V - m_1 m_3 W - m_1 m_2 W + m_1 m_2 m_3 W + m_2 \Delta V + \alpha m_3 \Delta V + W - \alpha m_1 m_3 \Delta V - m_1 m_2 \Delta V$

当代理人期望收益最大时，求解一阶导数为 0，可得出医药生产厂商等寻租者寻租的概率：

$$m_3 = 1 \qquad (3-2)$$

$m_3 = 1$ 意味着当寻租人有利可图时，即租存在时，他们向代理人寻租的概率为 1。这表明在租存在的前提下，医药生产企业有极强的动机进行寻租，它们会与公立医院共同分割垄断租金，形成较强的权利寻租关系。

（3）委托人的期望收益函数

$R_1 = m_1 m_2 m_3 (2\beta \Delta V - C + W) + m_1 m_2 (1 - m_3)(\beta \Delta V - C + W) + m_1 (1 - m_2) m_3 (\beta \Delta V - C + W) - m_1 (1 - m_2)(1 - m_3) C + (1 - m_1) m_2 m_3 \cdot (-2\Delta V) + (1 - m_1) m_2 (1 - m_3)(-\Delta V) + (1 - m_1)(1 - m_2) m_3 \cdot (-\Delta V) + (1 - m_1)(1 - m_2)(1 - m_3) \times 0$

当委托人期望收益最大时：

$\dfrac{\partial R_1}{\partial q_1} = \beta m_2 \Delta V + m_2 W + \beta m_3 \Delta V + m_3 W - C - m_2 m_3 W + m_2 \Delta V + m_3 \Delta V = 0$

将 $m_3 = 1$ 代入上式，得到：

$$m_2 = \dfrac{C - W}{\Delta V (1 + \beta)} - 1 \qquad (3-3)$$

由（3-3）式可以看出代理人医院发生滥用职权等行为的概率 m_2 受到 C、W、ΔV 和 β 的影响，具体的影响关系表现是：

①当 β、W、ΔV 给定时，委托人监督所花费成本 C 越大，代理人发生滥用职权发生受租的概率 m_2 就越大。

②当 C、β、W 给定时，代理人滥用职权行为所获得的机会收益 ΔV 越大，m_2 越小。这可以理解为，尽管公立医院滥用职权或身份行为所获得的机会收益越大，但相应的惩罚也随着数量的增大而愈加严厉，因此在心理风险因素影响下，代理人受租的概率会随着 ΔV 的增大而减小。

③当 C、ΔV、W 给定时，惩罚系数 β 越大，m_2 越小。原因在于，处罚力度越大，代理人受租所面临的风险就越大。

④当 C、ΔV、β 给定时，代理人工资 W 越大，m_2 越小。这是因为公立医院或工作人员违规是带有风险的，当工资带来的激励能满足代理人需求时，即使存在收

益,代理人也不愿意发生滥用职权等行为。

(4) 动态寻租模型的均衡解解析

综上所述,我们可以得到作为委托人的政府部门与作为代理人的公立医院、作为寻租者的医药生产企业等之间的动态寻租博弈的均衡解为:

$$(M_1, M_2, M_3) = \left[\frac{1}{\beta+1}, \frac{C-W}{\Delta V(1+\beta)} - 1, 1\right]$$

其中,M_1 代表委托人的解,M_2 为代理人的解,M_3 为寻租人的解。可以看出:

①寻租的必然性:寻租人向代理人寻租的概率趋近于1,这说明在医疗产品生产所涉及的活动中,掌握卫生资源代理经营权利的公立医院(包括管理者和员工)在机会主义和逐利动机下,医药生产厂商等利益集团寻租者向医院管理者或工作人员寻租空间极大。

②惩罚于遏制寻租的作用:作为委托人的政府,其监督概率随着惩罚力度 β 的增大而减小,意味着国家对公立医院寻租行为的处罚力度加大,医院滥用职权或医务人员诱导需求等道德风险行为受到遏制,导致一定程度上能减少对代理人的监督力度,降低额外的监督成本。

③监督于遏制寻租的作用:监督成本 C 越大,则代理人公立医院受租的可能性越大。可见,减少监督成本将有助于抑制代理人的受租行为。

三方动态寻租博弈模型表明,委托人、代理人和寻租者之间的活动并不是相互孤立的,而是相互影响并制约的。因此,要真正遏制医疗卫生公共产品供给中的寻租问题,需要从畅通信息渠道、权力结构的调整、法制和信用制度建设等角度解决。

3.5 公立医院药品采购集体道德风险行为分析

浮出水面的"高州模式医改"变形记、葛兰素史克等各大医药公司对公立医院的药品商业贿赂在引起社会哗然同时,公立医院内部人员集体受贿又进一步加深了人们对医院公益性的质疑。除了与其他商业贿赂一样会妨碍公平竞争、破坏市场秩序,药品商业贿赂的特别危害还在于——药企行贿的相关费用会计入药品成本,而这些最终都将转嫁给患者。本应履行公益性职责的公立医院为追逐自身经济利益最大化而损害患者的权益,这一道德风险行为让人深思,是制度规制缺失还是利益驱动使然,以下笔者将从集体行动逻辑出发,分析我国公立医院道德风险的行为归因。

3.5.1 公立医院集体道德风险的内涵

关于集体行动,美国社会学家帕克(1921)在《社会学导论》中首先提出"集体行为"一词,认为集体行为是在集体共同的推动下发生的个人行为,是一种情绪冲动。之后,当这种内在的、无组织、自发性的行为转化为有组织、有欲求、有一定目的时,集体行为便转化为了集体行动。在这一狭义概念界定基础上,而后集体行动演化为了广义的概念,凡属于社会互动过程中众多人的共同行为都是集体行动,即只要大多数人也就是集体都不约而同地选择了某种行为方式,这种行为都应算作集体行动。如今,广义的集体行动论被广泛接受。

就公立医院药品采购活动的受贿行为而言,这种行业式的、集体的谋求利益的行为无疑符合集体行动的特质。本书将公立医院药品采购中的集体牟利行为界定为集体道德风险在于,药品采购中的牟利行为违背道德要求,这也符合《新帕尔格雷夫经济学大辞典》对道德风险较权威的界定,即从事经济活动的人在最大限度地增进自身效用时做出的不利于他人的行动。由此药品采购领域的公立医院集体道德风险可被定义为,参与人包括医院管理者和员工利用自身信息优势,在药品购销活动中为最大限度增进自身效用,做出的不利于社会公众的行动。药品采购中收受回扣这种行为并不是偶发性的,而是有医疗机构层面的各种形式的操作和布置,医务人员、医院管理者都牵涉其内,甚至行业监管部门也默认其存在。

理论上讲,公立医院内的所有个体应将实现公立医院公益性的最大化作为集体利益。所有个体应恪守职业道德,确保医疗机构的公益性。但事实上,由于集体利益作为一种"公共物品",维护医疗机构的公益性并不被所有人认可。本书进一步从客观制度和主观个体行动角度,分析我国公立医院药品采购道德风险行为的原因。

3.5.2 被动的自愿——公立医院药品采购道德风险的集体行动分析

3.5.2.1 公立医院集体行动的制度归因

公立医院药品采购中的集体行为并非偶然事件,而是客观分配机制不合理情况下,在外部参与利益集团——医药厂商的助力下,医院的管理者和医生有机会通过行业式的、集体的方式谋求利益。随着参与者规模的不断增大,这一行动展现出较强的公共性,改变了对传统自利的"私"的看法,这一公共秩序长期存在并且未受到有效的制约,集体接受的局面逐渐形成。

从根本上看,集体行动的形成与渐进式的医疗体制变迁有关,政府在公立医院改革中,整体风向标是逐渐对公立医院放手放权,但财政投入逐渐减少的同时要求公立医院以社会公益性为主导的运营模式操作,直接导致了医务人员的收入水平与其付出不对等、不合理,医务人员被动发生道德风险行为便成为可能。加之市场经济环境下,由于存在公立医院药品采购的制度空隙,医院管理层和职工在部分剩余索取权的机会诱惑下,道德风险行为不断加剧。正如奥尔森指出的:组织的目的就是增进组织内集体成员的共同利益。一方面,药品采购作为一大利益来源,公立医院为缓解运营压力,便会出现收受回扣,产生组织层面的道德风险行为。另一方面,基于医院组织功能的有效发挥,医务人员的个体行为在组织默认和组织保护下便逐渐演化成大规模的集体行为模式。与此同时,对这一行为的内部规制的缺失和外部制约的弱化更是加剧了集体行为的演变进程。

可见,制度层面的分析在一定程度上可以解释公立医院集体道德风险的发生并演化为业界潜规则的原因,但是个体经济行为何以产生;与集体行为的关系如何;则需要从个体行动角度来深入分析。

3.5.2.2 被动的自愿——参与者的行为分析

药品采购中受贿这一集体行动的产生,与医务人员主体利益受到侵犯产生的相对剥夺感和需求的长时间得不到满足有很大关联。

(1) 诱导机制的存在——"搭便车"和"匿名效应"

关于集体行动,奥尔森的"搭便车"分析工具较好地支持了这一观点。私人交易中,个人行为和利益明确关联。但药品采购这一集体选择由于多主体参与,涉及复杂的付出和获取,利益通常是间接和非相互性的,这就为"搭便车"提供了可能。且药品采购所花费的公共医疗资源属于公共物品,管理层和医生都会有"搭便车"的心理。药品购置活动中,包括政府、公立医院各级管理者、医务人员,都是利益链条上的参与者,面对这种外部性较大且规制成本较低的公共物品,许多人会理性地比较集体利益投入和集体利益给个人带来的效益。尽管不能说医院中所有个体都会加入到集体行动中,但是"搭便车"造成的监管难度使得集体行动具有保护性。

由于医药公司的贿赂形式多样且具有保护性,这使医生认为违背职业操守的成本并不高,加之群体普遍性更是降低了这一违规成本的预期。基于"搭便车"规避风险的心理,多数人会选择道德风险行为;而医院管理者层面,医药公司更是推出各种"正规"幌子活动为医院创收,贿赂少数具有关键话语权的代表。不同于对私人的相对容易的监管,集体选择的"一揽子交易"中,众多个体的成本和收益混在一起且不相等,加之监督成本很高,这种"匿名效应"必然会产生道德风险的行为。

(2) 主观"选择性激励"的驱使

一般而言,人们接受某种决策标准必然基于某些理由,而标准的产生则基于激励的结果。有时,标准被歪曲通常是因为人们被误导地认为某一集体行动程序的支持或反对是有利可图的。公立医院集体收受药品回扣这一道德风险行为经历了不为集体所接受至默许的演变,也是出于一定的"选择性"激励诱导。

选择性激励是指正面的奖励与反面的惩罚相结合,对参与集体行动的参与者实施积极奖励,对不参与者进行消极惩罚。积极的诱导使承担了集体物品的成本并得到奖励的人比起不承担集体物品的成本而失去奖励时处于一条较高的无差异曲线上。而惩罚使个人相较不受强制而承担集体物品的成本处于一条较低的无差异曲线上。也就是说,选择性激励是使个人偏好的价值要大于个人承担的集体物品成本的份额。医生和医院都会权衡选择性激励的成效,但事实表明,医生收受回扣的代价远小于带来的利益。而医院层面,对公立医院财政投入减少的同时,仍要求医疗服务价格、医疗服务水平和范围确保医院公益性的压力,远远大于收受医药企业回扣的风险。由此,医生和医院会被动选择道德风险行为这一激励方式来脱离困境。

(3) 集体认同感的产生

集体认同感也可以解释道德风险的产生,作为个人基于集体身份而产生的情感、态度与价值观,其主要表现:认同集体的核心价值观、为集体的发展积极进言献策等。如今,公立医院集体认同感的扭曲源自对理应履行的医生职业道德价值观的扭曲。基于整个医疗行业的非公正分配,多数人无法抵制不当的回扣诱惑。公立医院药品采购中,集体认同感表现为医院默许或接受医药厂商的行为,由此获得额外的报酬作为补贴,医生默许或接受自身或同事收受回扣的行为。这样,个人利益与医院利益存在一定联系,个人只有保护好医院的利益,才能获得自身利益的保护。由于被视为没有承担集体行动成本,那些不接受这一规则的个人被视为医院的威胁者而受到冷落、排挤,甚至在个人职业发展上也受到限制。久而久之,集体道德风险行为会潜移默化地扭曲医院文化甚至整个行业的道德价值。

不论是寻租视角的公立医院公益性缺失,抑或从集体行动理论出发的公立医院药品采购道德风险案例,都反映了公立医院道德风险问题的客观存在。如何解决,需要从多角度加以挖掘。

4 基于患者响应的公立医院声誉作用机理

承接上一章的中心问题——公立医院道德风险的分析，本章以患者响应理论作为声誉机制解决公立医院道德风险的理论视角，进而得出公立医院声誉与患者响应的互动机制框架，作为全章的逻辑基础和整体研究框架。

4.1 消费者响应的理论述评

公立医院声誉的形成与维护涉及公立医院的诸多利益相关方，但限于旧有计划性政策体制的影响，医院声誉的合法监督方仍旧是政府。而来自市场的声音，包括医院投资者、患者、第三方部门等主体的反应甚为微弱。现状表明，在"管办不分"的背景下，政府自上而下的规制造成公立医院缺乏自我提升的动力。而医院面对的最直接利益相关者——患者与医院的经营管理和可持续发展等有着密切关系，但对患者通过声誉机制作用于公立医院的理论研究很少。目前学术界从患者角度出发的声誉研究，如患者对医院声誉的认知、反映及两者相互作用机制的实证研究更为鲜有。

毫无疑问，从患者角度开展医院声誉研究是合理而又必需的，鉴于此，本书以患者响应理论作为研究视角。至今，学术界所提出的"患者响应"概念只是指患者对临床诊疗手段的反映,尚缺乏社会学角度的进一步拓展研究。本书赋予患者响应更多的理论和实际内涵,由此揭示了公立医院声誉与患者响应间的作用机制。

4.1.1 组织行为对消费者响应影响的回顾

目前,基于消费者响应视角的研究比较多,国内外陆续有一些学者基于消费者响应,用实验研究方法验证了顾客——公司之间的认同、公司的评价、顾客的产品态度(Berens、Van Riel & Van Bruggen,2005)具有直接或间接的正性影响。Luo 和 Bhattacharya(2006)利用数据库,证明了企业社会责任能通过影响顾客满意度增加企业价值。国内学者金立印(2006)、周延风等(2007)也从消费者响应视角,探索和研究了企业社会责任的测评体系。

在将声誉与消费者响应相连接的研究领域中,潘琳(2007)研究了消费者感知的 IT 卖场声誉对消费者行为的影响,进而得出了 IT 卖场声誉与绩效之间的关系。龚杨达(2006)引用计算机模拟仿真技术,分析了消费者忠诚行为对企业声誉影响的过程机理。在有关机理的阐释中,他认为企业的感召力(即消费者对企业的情感)不仅直接作用于顾客行为忠诚,还影响顾客情感忠诚,进而间接对顾客行为忠诚产生作用;企业竞争力(即消费者对企业的认知)并不对顾客行为忠诚产生直接的影响,而是先直接影响顾客的情感忠诚,然后通过情感忠诚作用于顾客的行为忠诚。另外,其他实证研究还表明,在不同的行业,企业声誉对顾客重复购买量的影响权重是不同的。声誉对消费者的影响非常明显,有着良好声誉的企业等组织能够获得超额的收益。

4.1.2 消费者响应对组织行为影响的回顾

在有关消费者响应的研究中,Bhattacharya 和 Sen(2004)将消费者对企业社会责任的响应分成两种类型:①关于消费者购买意向、购买忠诚等的外在响应;②关于消费者意识、态度以及对企业采取这些社会责任手段归因等的内在响应。可以看出,外在响应具有直接的作用效果,而内在响应则表现为心理或态度方面,并没有直接作用于外界。但两种响应是不同阶段的不同表现形式,在一定情况下可以实现相互转化。

(1)消费者的外在响应

消费者的外在响应,是消费者对企业行为所做出的直接态度或行为表现,如购买倾向和品牌忠诚等方面的现实反应,外在响应比较容易观察。关于外在响应的影响因素，周延风等（2007）在企业社会责任与消费者响应的研究中发现，企业社会责任与消费者的购买意向和行为存在积极的关系，能促使消费者的外在响应。综合其他文献，外在响应的影响因素包括消费者的个人主观兴趣、企业产品质量、价格、企业承担社会责任等。

此外，有关消费者对企业识别的研究（Sen & Bhattacharya）已经证实，顾客忠诚是消费者通过企业与自身一致性的认同而形成的。这些研究有助于企业将自己的形象和所支持的社会事业与感兴趣的消费者联系起来，从而形成顾客忠诚。

(2) 消费者的内在响应

消费者的内在响应指的是消费者的内在心理状态，是消费者对自身心理活动的一种感知。消费者内在响应的影响因素主要包括：消费者的意识、对产品和公司的态度以及顾客满意和归因等。它不能通过直接的观察或有形的物质，如能为商家带来多少收益、消费者会在多大程度上购买商家的产品等来衡量，只能通过量表测量等形式的转换来完成。但可以看出，内在响应更多体现的是消费者的主观情感因素，很难测量。因此，在下文关于患者对公立医院声誉的认知研究中，将重点关注外在响应的影响因素，如医疗服务质量、价格等方面。但不容置疑的是，内在响应在一定时段内也能转化为外在响应，最终对医院造成影响，但鉴于测量的精确性和可得性，这里并不对此展开论述。

学者 Nguyen 和 Gaston Leblanc（2001）提出，声誉与消费者行为之间的本质关系确定仍然是摆在理论学者面前的一大挑战。作为声誉价值范畴与因果关系范畴的一部分，声誉与消费者行为之间的互动关系仍旧亟待深入研究。本书从消费者响应视角切入，目的是为声誉机制的发挥，包括声誉的作用、测评工作的开展和声誉的治理途径提供理论切入点。

4.2　患者响应的描述视角

患者兼具两种角色：首先，患者是医疗产品的消费者；其次，这又决定了患者为医院利益相关者中的重要群体。"消费者"概念理解起来较为清晰，而"利益相关者"的概念包含患者行为倾向的内涵，与患者响应联系更为密切。本书对患者响应的研究是由利益相关者理论步步推进而得。

4.2.1 公立医院的利益相关群体

Freeman将利益相关者定义为"能够影响一个组织目标的实现或者能够被组织实现目标过程影响的人"。对于处于社会组织网络中的企业等组织来说,它们面对多个利益主体,因而声誉的形成是由多个利益相关主体共同推动的。而从事实情况来看,各个主体会对声誉给予不同的权重赋值。学者刘志刚(2005)就提出了"企业的专属声誉"和"企业的总体声誉"概念。所谓"企业的专属声誉",是指企业的不同利益相关者群体各自根据企业的过去行为、基于自身直接经验和间接信息对企业的总体感知和评价;而"企业的总体声誉"则是由各个专属声誉按照一定权重进行叠加所得。在他看来,企业专属声誉由什么构成,要视不同行业的利益相关者群体而定。

的确,不同行业面对的群体是不同的,因而影响企业声誉的利益相关者群体也随之产生差异。同时,即使不同的行业拥有共同的利益相关者群体,同样的利益相关者对不同行业的重要性也是不一样的。德国汉诺威大学的Klaus & Peter, Wiedmann(2005)对德国众多行业(包括能源、建筑、农林、批发零售、汽车、机械、运输等)开展的有关企业外部相关者群体声誉重要性差异的研究表明,80.2%的受访者认为声誉与顾客的关联度最大的受访者,48.9%的受访者认为声誉与公众的关联度最大,44.6%的受访者认为声誉与投资者的关联度最大,42.7%的受访者认为声誉与合作伙伴的关联度最大,而只有19.8%的受访者认为声誉与供应商的关联度最大。

由此可见,不同的利益相关者群体对声誉的影响作用是不同的。同样对于公立医院来说,它也面临不同的利益相关者,存在"公立医院专属声誉"和"公立医院总体声誉"。公立医院因其公益特殊性而不同于企业等一般组织,但处于社会网络中的公立医院,也面临包括患者、其他竞争者、政府、医院员工、药品和医疗器械生产商等在内的相关利益群体,因而对它的分析也离不开利益相关者理论。对处于社会关系契约网中的公立医院来说,各主体按确定程度可以分为:①确定型利益主体:包括患者、政府、供应商、医院员工等;②预期型利益主体:其他医疗机构、医疗鉴定机构、工会等;③潜在型利益主体:社区、媒体等。从图4-1中能清晰地看出这些利益相关主体在社会契约网中的定位、与公立医院的密切程度等。从声誉内涵出发,其建立离不开各利益相关者的认知,因此公立医院声誉机制的理论研究与工具开发也必须建立在以利益相关主体为中心的研究基础上。

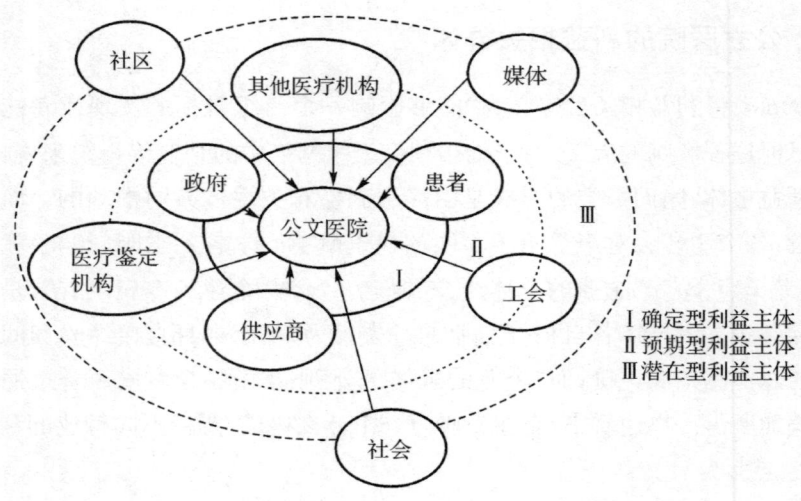

图 4-1　公立医院的利益相关者网络图

4.2.2　利益相关者理论

自从 Freeman(1984)提出利益相关者理论以来,诸多应用使得此理论逐渐成为企业声誉测评与分析的显学理论。利益相关者理论的提出使企业明确不仅应对股东利益负责,而且应对界定清晰的其他利益相关者负责。

目前,利益相关者理论是分析主体诉求的显学理论,公立医院处于复杂的社会契约网中,各相关利益主体对医院都有期望,从利益相关者理论出发能很好地明晰各主体的需求。但也有学者对利益相关者理论提出了批评,周清杰(2003)认为,利益相关者理论目标多元化会导致对谁都负不了责;各利益相关者之间会存在难以协调的利益冲突;每一利益相关者如何对企业行为产生影响是难以操作的。也就是说,它的优势在于涵盖面广,但它的劣势也就在于因面广而造成的力量分散,使得设想目标无法达到。

对于声誉研究来说,满足声誉获取的精确性和可及性都是需要考虑的。但从目前阶段来看,面面俱到确实是很难实现的。患者作为医院的服务对象与道德风险的最直接受影响群体,其与公立医院的关系是最密切、最直接的。在现阶段患者的利益诉求问题尚未得到根本解决的情况下,只能着力先解决这个首要矛盾,以患者群体作为研究对象,深入探究患者响应与公立医院声誉之间的关系。这样,就不会因为对象的宽泛而分散声誉认知获取与解决对策的有效性,使得声誉能在目前阶段最大限度地起到降低公立医院道德风险的作用。为保证研究可操作性与精准性目标的实现,本书只是从患者对声誉的回应角度出发。

4.2.3 患者响应视角的确立——患者响应与患者视角的区别

本书所述的患者响应概念,与上述利益相关者出发的患者视角是有区别的。这里的患者响应是结合了主体"患者"和行为"响应"的概念。作为利益相关者之一,"患者"已被详细分析过,而"响应"是影响组织行为、改变组织价值的重要环境影响要素,这一概念可以追溯到社会学中的社会回应。所谓社会回应,是一种在组织行为与价值创造之间起到正反馈调节作用的机制,这种回应不是指组织本身对社会的回应,而是外部社会环境对组织的回应,具体而言是利益相关者对于组织行为的反应和态度。当然,这种反应和态度是有路径依赖特点的,即它既受组织当前的行为表现所影响,也受组织过去的行为表现的影响。某组织如果曾经有过损害利益相关者的行为,即使现在表现甚佳,也很难改变社会环境参与主体对于企业既往行为所形成的态度。若按照回应主体来分,社会回应可以分为消费者响应、政府回应和非政府组织(媒体、行业协会等)回应。按照认可的态度层次结构,可以分为认知、满意、忠诚(包括传播)这三个阶段。目前,社会回应运用于医院领域的研究较少,而企业领域则较多,很多文献主要从消费者响应视角出发,研究企业行为与消费者态度之间的关系。本书关于公立医院声誉的患者响应分析,也是为了确立由声誉解决道德风险的逻辑基础,有助于清晰理解公立医院声誉与患者行为选择进而与道德风险解决之间的关系。

4.3 公立医院声誉与患者行为选择的双向关系分析

本书根据声誉理论及与此有关的利益相关者理论、消费者响应理论、激励理论等已有成果,在对声誉内在机理的解释基础上,研究公立医院声誉与患者响应的互动框架。一方面,声誉会影响和改变患者的行为选择;另一方面,患者的行为也会促成公立医院解决道德风险来提升声誉的自我鞭策行为。

4.3.1 公立医院声誉对患者行为选择的影响

首先需要解决的问题是,公立医院声誉是如何对社会群体中的患者产生作用的。分析这个问题包括两个过程:一是患者识别公立医院声誉,二是患者感知公立医院声誉后的行为表现。第一个过程是第二个过程的前提条件，即只有明确了声誉的驱动影响要素后才能获取对声誉的感知和态度，这需要做的是通过实证研究获取公立医院声誉影响要素，企业界至今做出的研究积累很多。在第五章的声誉测评体系构建中将展开具体实证活动。

第二个过程是支持全书逻辑思路推进的重要过程，即声誉为何会对行为产生影响。没有这一架构，研究声誉也就失去意义了。从现实情况可以看出，公立医院声誉的作用和患者的某种特定行为是紧密联系在一起的，如患者对声誉的高度正向感知带来的是患者对此医院的行为购买和选择等行为。因此，在研究声誉的对外作用机制时，可以借鉴消费者行为学中的"态度-行为"模型。TRA 模型是较为经典的研究态度与行为关系的理论模型。这一模型由美国学者 Ajzen 和 Fishbein 创立，是一个在消费行为研究中被广泛采用的分析框架，它来源于社会心理学领域，主要阐释了人们的态度是如何影响行动的。最初，这一分析框架认为态度包括行为和认知成分，并且态度和行为正相关。后来，该理论又得到拓展，认为行为意愿决定行为，而行为意愿往前延伸受态度和主观规范影响。此后，该理论被广泛用于研究各种人类行为。截止到现在，将 TRA 理论应用到各种消费行为研究领域中已有多年，涉及的研究对象包括汽车消费、银行服务、计算机软件、优惠券、饮料和快餐等其他行为。这些研究均表明，TRA 模型在解释消费者购买行为等方面的作用都是非常突出的。因而本文将借用这一理论，作为医院声誉影响患者行为选择这一关系的理论链接。

4.3.2 患者行为选择对公立医院声誉的影响

针对"患者选择又是如何促进公立医院提升声誉"这一问题，本书主要依据管理学中的激励约束理论，研究声誉如何激励约束医院。公立医院是提供医疗服务这一特殊商品的主体，它的经营和发展同样离不开作为消费者的患者群体。因此，患者的行为选择对公立医院的作用是毋庸置疑的，而这一作用最为显著的表现机理就是激励约束机制。

经济学中对激励问题的研究开始于 Berle 和 Means 最先提出的所有权和控制权分离的命题，即由于所有权和控制权的分离，造成了委托人和代理人行为目标的不一致。为了解决目标不一致而产生的矛盾与冲突，激励手段被广泛运用。声誉的激励约束作用体现在多个方面，可以分为对个人的激励约束和对组织的激励约束。在本书中，对个人的作用即为对公立医院医务人员和管理者的激励约束；而对组织的激励约束,则是在将公立医院视为整体的情况下,声誉如何促进和规范公立医院整体运行、管理等各个方面的活动表现。如在企业界,Diamond(1989)用一个道德风险和逆向选择模型研究了声誉的形成及声誉对于借款人激励效应的演化过程。Holmstrom(1999)的研究涉及了市场促进经理能力学习的作用,其中包含了经理声誉的动态变化研究。借鉴这些理论研究,本书在激励理论基础上,分析患者行为选择又是如何促进公立医院提升声誉的。

本质上,上述的公立医院声誉与患者行为选择的双向关系直接贯穿了公立医院与患者这两个核心主体间的关系,是维系整个研究的内核。它阐明了研究的目的、意义及研究开展的方向。下文中,笔者通过对应的公立医院声誉互动机制框架图来详细剖析这一内核,以此说明声誉机制的整个循环过程。

4.4 患者响应的公立医院声誉机制分析

根据前面对患者响应视角的公立医院声誉的作用、意义、与各利益相关群体的关系、比较优势等的研究分析,我们对公立医院声誉的形成和变化有了初步的认识。以此为基础,本节着重于从理论层面,系统地解释公立医院声誉的形成机理和过程,提出公立医院声誉与患者响应的互动机制框架图,力求从整体上把握声誉治理道德分析的可行性,为后续的公立医院声誉测评活动的开展和声誉作用的发挥奠定理论基础。

4.4.1 基于患者响应的声誉互动机制框架图

本书将患者响应、消费者行为学中的"态度-行为"模型及激励约束理论作为基本的理论支撑,对整个声誉作用机制进行了具体化分析及处理,主要从以下两个方面阐述:

(1)患者对公立医院声誉的认知和态度形成,即为路径Ⅰ——"公立医院声誉-患者感知-态度"

公立医院声誉通过各种信息传播渠道会传导给患者,而患者在对声誉信息认知的基础上将产生不同的态度,进而患者因认知所形成的态度会进一步影响到患者的行为选择,而行为表现根据患者认可的层次和归属度强弱来看,可以分为认同(Berger et. al. ,2006;Sen & Bhattacharya,2001)、满意(Crosby et. al. ,2001)和忠诚(Oliver,1999)。在这一过程中,声誉的量化测定有助于患者获取客观、有效、真实的声誉值,为实现这个目标,下文将阐述开展公立医院声誉测评体系的构建活动,由此实现声誉值的获得,作为患者行为选择的判断基础。

(2)公立医院声誉促进与道德风险治理,即为路径Ⅱ——"态度-行为-公立医院声誉"

除了前一过程中公立医院声誉行为表现会影响到患者的选择之外,声誉机制中也存在反馈机制,即医院也会根据患者的选择行为调整自己的行为,通过声誉评价反馈的信息寻找和反思自己的不足之处。在这一过程中,公立医院的道德风险治理与声誉提升是殊途同归的。路径Ⅱ是本书的重点部分,是后续声誉治理的理论支撑。由此,全书所构建的基于患者响应的声誉互动机制作用过程可参见图4-2。

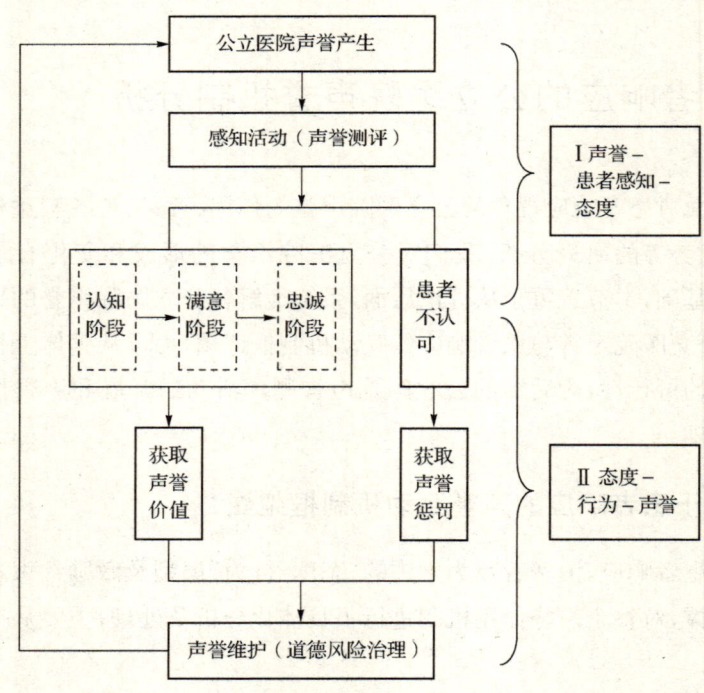

图4-2 患者响应与医院声誉的互动机制框架图

4.4.1.1 互动机制成立的假设条件

整个研究是在缜密的思路之下按照框架图的结构安排来进行的,从归纳及演绎方法的理论要求来说,任何理论的成立都必须满足一定的前提假设,如此也才会使得研究的信度和效度更强。鉴于此,本书也结合客观实际与逻辑推理,得出上述互动机制的推进过程中需要满足如下的假设条件：

(1) 患者态度会对患者的行为选择产生影响

患者都是理性人，行为与态度倾向是保持一致的。一般而言，行为人在态度上倾向于某一事物继而产生好感时，也就会依照态度的指令行事，因此并不会出现患者选择并不喜欢的医院的情况。

(2) 患者评价声誉的标准是科学有效的

患者都是从自身的认知水平出发，客观有效地从各个方面，包括医疗水平、医院就医环境、医院管理、承担公益性责任等来评价医院的声誉。因此，声誉标准也是客观合理的。

(3) 患者把声誉信息作为可靠的挑选标准

患者会选择声誉好的医院就医，避免选择声誉不好的医院，并且会向其能影响到的其他群体继续传播他本人所获知的医院声誉信息。

(4) 声誉激励约束机制是有效的

患者通过不同选择行为实现对医院的激励和惩罚会影响到医院的行为改变。如通过口碑影响医院绩效进而影响医院行为，由于医院关注自身受到的激励和惩罚，因此会依据患者所反馈的声誉信息，有动力来调整自身的行为。

4.4.1.2 互动机制的路径分析

(1) 路径Ⅰ——"公立医院声誉-患者感知-态度"

患者对公立医院声誉的认知和态度形成。认知对象本质上是信息，而信息的真实有效是保证声誉机制运作的关键，因此这一路径的实现依靠的是患者对公立医院声誉认知的声誉测定标准的确立。声誉是个定性的概念，如何将其识别并转化为定量的可测量指标，是确立声誉作用的重要前提。目前，关于声誉测评标准的研究有很多积累，国外学者 Fombrun 等(1990)是最早倾向于把企业声誉定义为态度的学者，他认为影响企业声誉的因素源于受众的情感诉求力。多数研究者认为，不同的认知客观因子才会对企业声誉造成直接影响，而这些客观因子更有说服力，所以在进行测评和分析时需考虑这些影响因素。随着研究的深入，另一些不同观点也逐渐出现，如企业声誉并非是单一结构，除认知或理性因素之外，情感因素也能对企业声誉造成影响。而关于声誉结构比较全面的是 Manfred 的二维结构模型，他在模型中提出：声誉的构成应该是一种态度结构，而态度结构包括认知要素和情感要素。首先，认知因素是通过感觉、知觉和思维等认识活动来实现的，是属于理性层面的因素;其次,情感因素是对客观事物的感情体验,它属于感性层面的因素(即指也许声誉表现并不佳,但是鉴于患者对医院固有的好感便认为它就是好的)。在具体声誉测评时,他认为必须同时考虑到这两个层面。

此外,刘彧彧(2009)提出在态度和行为之间还有行为倾向这一中介变量的作用。所谓行为倾向,是指对态度对象做出某种反应的意向,而意向并不是行动本身,只是采取行动之前的准备状态。鉴于研究的重点安排,在本书的研究中并不对声誉的构成结构因素做过多研究,而是将重心放在声誉的驱动(影响)要素的识别和确立。由于外在的公立医院声誉表现必须通过患者的认知才能被感受到,因为情感毕竟是难以衡量的要素,因此本书在对公立医院声誉测评时,对情感的作用成分有一定的忽略,主要是从公立医院声誉外在驱动(影响)因素考虑。在外在驱动因素的提取中,主要是以患者为调查对象,提取出反映患者期望的声誉驱动的要素和指标。

(2) 路径Ⅱ——"态度-行为-公立医院声誉"

内容是公立医院声誉促进与道德风险治理,即所得声誉值表现对医院行为的影响。

关于"态度-行为",揭示的是不同的患者态度会导致不同的行为。根据声誉测评所获知的声誉值,不同的声誉值区间会对应不同的正向与负向态度表现。关于正向态度,本书将其进一步划分为认同、满意和忠诚。这里所做出的假定是:这三个层次的行为表现在程度等级上是逐渐递增的。当然,这三个层次分类并不是绝对的,也有学者将其分为认同、承诺、满意和忠诚,并对其分类下的消费者忠诚做了进一步的细分,如 Oliver(1999)认为,每个态度所处的阶段会发展出与不同态度结构相关的消费者忠诚。首先是在认知上形成意识,然后是在情感方面,接着是意图的态度,最终表现为行为举止(可被描述为行动惯性),因此忠诚也对应了四个阶段:认知忠诚、情感忠诚、意图忠诚、行为忠诚。此外,忠诚的表现形式还可以是对医院进行口碑传播等。徐金发等(2005)就企业声誉对顾客忠诚的作用机制进行了探索性的研究。他们在 Manfred 的二维模型和 Oliver 关于顾客忠诚度形成过程的研究基础上,通过实证研究将企业声誉分成竞争力和感召力两个部分,将顾客忠诚分为情感忠诚和行为忠诚,并分别把企业声誉的两个组成部分和两种类型的忠诚之间的关系用量化的理论模型来表示。这些逐渐递增的行为倾向之间是可以相互转化的,但考虑到心理因素等复杂因素的参与及研究篇幅所限,本书并不对转化机制进行具体分析。

关于"行为-公立医院声誉",揭示的是患者根据声誉表现做出的行为如何影响公立医院的行为调适,包括公立医院为提升声誉而减少道德风险行为。也就是说,患者这一利益相关方的诉求将通过声誉机制被反馈到公立医院,由此促进医院动态地改进声誉机制所反映的薄弱部分,包括道德风险行为的遏制。而在这个反馈式的路径中,声誉的激励约束便是理论核心,这被作为后续公立医院道德风险治理和声誉提升的逻辑理论。

患者响应的两种行为表现都会对医院声誉产生反馈,而这一反馈功能的本质就体现为通过激励和惩罚作用促使行为主体自发改进,减少医院的道德风险行为。激励开展的方式多种多样,有的理论认为委托人可以通过货币激励或订立契约限制代理人的行为来解决双方的冲突;有的则认为可以通过让代理人享有完全剩余索取权来降低代理成本(高洁,2004)。可以看出,这些理论是基于代理人经济理性的基础,侧重解决因委托代理关系导致的信息不对称问题,从而减少代理人的"道德风险"和"逆向选择"。然而,经理人也是有双重属性的社会人,除了具有经济属性外,他们还具有追求更长远利益的社会人属性。而声誉的优势恰恰在于,不仅能缓解因信息不对称而带来的委托代理问题的矛盾,而且也能通过长效的激励来满足经济人的社会属性需求,这里我们选取公立医院的经营者作为研究对象,来分析经营者的声誉激励机制。对于公立医院管理者来说,为了获得长时期的人力资本增值,他会在意声誉对自身长期资本的形成和积累(郑志刚,2002;李春琦,2002)。声誉激励作为一种隐性激励机制,实质上是管理者将自己的职业生涯与远期最大化收益有机结合之机制(高洁,2004)。而约束机制主要表现为通过惩罚手段来制约行为,坏的声誉表现会通过声誉机制带来惩罚,在信息传播等作用下会直接降低医院的经营绩效,给医院的发展带来不利影响。在这种情况下,医院受制于竞争压力,将做出改良自我、减少道德风险、提升医疗服务质量等行为,由此实现公立医院提升自身声誉、减少道德风险的主旨。之于公立医院管理者和内部医务人员,声誉激励约束机制是促使其主动或被动规避道德风险行为的有效手段,因而这一研究是可行并且必要的。

4.4.1.3 声誉机制的动态循环特性

从整个框架图可以看出,声誉机制的作用机理在于:面对信息不完全和非对称的现实情况,力求使医院的行为置于透明和公开的环境下,通过声誉机制遏制道德风险产生,从而为患者这一信息需求方搜寻和获取拟选择的医院信息提供便利,最终回归于医院声誉的提升。

通常情况下,有些理性的患者会选择与声誉好的医院合作,而拒绝与声誉不好的医院合作。而在合作契约执行过程中,如果已经具有良好声誉的医院仍然积极进行声誉管理,并按照良好声誉的标准来规范自己的行为,则会持续获得患者的青睐,实现自我声誉的巩固;如果医院为达到牟利的目的,采取了机会主义等道德风险行为,那么它就会因为违背患者和社会的利益而受到惩罚。进一步地,正面和负面的声誉信息会再反馈给重视声誉的医院,从而促使其继续为生产良好声誉而努力,整个过程具体可简化为图4-3。

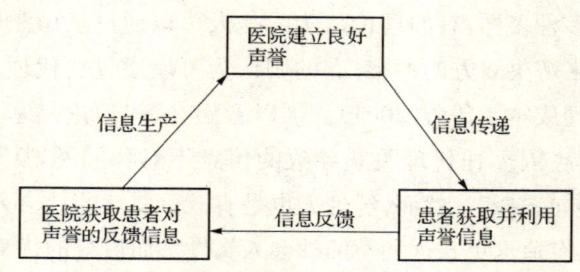

图4-3 声誉机制动态循环机理简化图

图4-3即是声誉与患者响应框架图的简单描述,从图中可以更直观地看出声誉的循环流动作用过程。声誉机制是不断重复进行的,Mahon和Wartick(2003)的声誉动态模型认为,声誉的形成是一个动态变化的过程,并不是静止不动的。患者通过获得声誉和在此基础上掌握的更多相关信息,会增加他连续和长期地信任认同公立医院的声誉。而只要声誉形成的前提条件(交易重复进行;信息传递足够快;明晰的产权;失信者必须受到惩罚)同时得到满足,那么在公立医院的存续期间,声誉作用过程将周而复始地循环进行下去。

声誉机制是全书的逻辑基础,在这一机制分析的基础上,下文的声誉治理道德风险将更有说服力和系统性。

5 声誉显化之公立医院声誉测评研究

声誉是难以识别的定性概念,为使声誉有效发挥作用,避免信息歪曲,客观公正的声誉测评是声誉信息形成传递的重要手段。本章围绕第四章建立的声誉机制循环框架,借鉴企业和国外医院声誉测评的成熟研究,利用探索性因子分析、验证性因子分析等方法设计适应我国公立医院的声誉评价体系获取声誉值。

5.1 声誉测评的研究流派回顾

目前理论界关于声誉测评较为成熟的理论已经积累很多,这些理论对声誉从隐性机制转换为显性机制、声誉发挥作用的前提等都做出了具体的研究。对于一项具体测量而言,测量工具都应有自己的概念基础(Fryxell & Wang,1994)以及测量范围(Fombrun & Van Riel,1998)。同样,公立医院声誉评价体系的构建活动也需要依托一定的理论基础,因此下文首先回顾的是关于声誉测评的理论和工具。

5.1.1 声誉测评理论的分类

荷兰学者 Berens 和 Van Riel(2004)在对过去 50 年间企业声誉及相关研究文献的梳理过程中,基于声誉的驱动要素,发现企业声誉测评研究主要有三个理论流派，包括社会期望流派、人格特征流派和信任流派。这是较为典型的早期声誉测评理论分类。此后，学者 Chun(2005)着重提出了利益相关流派，并就利益按参与人群相关与否进行分类。可以发现，各种流派有一定的相似性和互补性，本书做出的安排是对其有所取舍地综合。

(1) 社会期望流派

该流派依据人们对组织行为抱有的不同期望，来划分声誉的驱动因素类型，如顾客会期望高品质的产品、期望企业承担社会责任等。这一流派最典型的应用实例是《财富》杂志的年度"最受尊敬企业"(Most Admired Companies)评选、企业声誉研究所的声誉商数(Reputation Quotient)测评等。本质上，社会期望理论是与社会响应相契合的，即满足一定社会期望的组织会在获得社会认知的基础上，为获得良好的声誉而努力。而"社会响应"中的"社会"概念也是多方相关利益主体的总称。从划分类型来看，社会期望流派聚焦于声誉需要满足的条件，带有结果化的指向和特征。

(2) 人格特征流派

该流派采用拟人化的手段，应用个人"人格"特征来描绘组织，依据人们赋予企业等组织的不同人格特征来划分声誉驱动因素。"人格化"划分的优势在于，能赋予非人性实体以能够感知到的人的特征，这使理解更为形象。这一流派以 Davies(2003)为代表，他要求受访者在评价企业个性时，将企业看成个人，通过对 4 600 位来自 15 个不同组织和商业团体的消费者和雇员的调查，Davies 开发了拥有人格特征的企业量表，可他的研究缺陷在于，这些指标只是在经验研究基础上所得到的。总而言之，个性测量并不是直接的声誉测量工具，而是一种基于受众心理投射的技术性的或间接的测量。

(3) 信任流派

Nooteboom(1997)将信任定义为"人们相信代理人或组织尽责的主观可能性"。此流派根据人们信任或不信任组织的缘由来划分声誉的驱动因素，这和社会期望理论十分类似，也是基于受众态度而产生的结果导向型测量。研究者们探讨的是哪些行为和特征可以传递给行为者而构成信任。Geyskens 等(1998)将信任划分为三个维度：可靠性、诚信与仁爱。前两个维度显示了企业履行承诺的可能性，而仁爱反映了企业互惠行为的自愿主动性。此后，Newell 和 Goldsmith(2001)为了将信任拓展为可理解的其他指标，开发了企业信任量表。

(4) 利益相关者流派

利益相关者流派是从声誉的认知和评价主体来划分声誉评价因素的。在有关企业的研究中，Chun(2005)回顾以往文献，依据与企业的密切程度划分利益相关者，进而将声誉测评学说分类为：以股东利益为中心的组织财务指标测量学说、企业内部利益相关者的总体印象学说、企业内外部所有利益相关者的评价学说。首先，以股东利益为中心的组织财务指标是一种可测量学说，它通过组织的财务绩效来衡量声誉，把和企业利益最为密切的股东（投资者或经理人）作为关键和唯一的利益相关者测评人（Fryxell & Wang,1994;Fombrun & Shanley,1990）。其次，是企业内部利益相关者的总体印象学说。在这一学说中，原本围绕财务绩效的单一的利益相关者范围被放大，企业开始重视除了企业经理等直接利益人以外的其他利益相关者，包括直接的顾客和员工等。从1990年开始，学者们越来越关注这些内部利益相关者对企业的情感期望而产生的作用，他们发现，内部利益相关者会影响到企业的长期财务绩效（Abratt,1989;Dowling,1994）。最后一种分类则是将企业内外所有利益相关者都纳入，并且视内外利益相关者都平等，这一学说指出内外两类利益相关者之间是紧密关联的（Hatch & Schultz,2001；Davies & Chun,2002；Chun & Davies,2006）。

利益相关学说的主流观点是全面考虑所有利益相关者。但近些年，相关研究也对这一学说提出了质疑，如国内学者周清杰（2003）认为，利益相关者理论的目标多元化会导致对谁都负不了责；各利益相关者之间存在难以协调的利益冲突；每一利益相关者如何对企业行为产生影响是难以操作的。因此，在现实操作条件等其他限制下，有必要在维持精确性和可操作性原则的基础上，考虑缩减利益相关者的范围，这也是本书仅从患者群体出发的原因所在。

各种研究流派从不同角度为声誉测评做了理论铺垫，而这些测评理论流派仍旧脱离不了社会期望、社会响应、各主体的认知等基本理论，且各种分类依据在一定程度上存在交集。表5-1总结了不同流派有关企业声誉测量的主要研究和应用成果。

表5-1 不同流派声誉测量的主要代表研究

流派	指标	测量工具	所属行业	研究代表
社会期望流派	产品/服务质量、领导和远景、创新性社会责任承担、财务表现等	"誉商"等	所有行业的高级管理者、外部董事、财务分析师	Fombrun, Gardberg & Sever(2000)
	产品/服务、管理者/投资人、公民身份		多种行业的普通大众	Kennedy (1997)

续表

流派	指标	测量工具	所属行业	研究代表
人格特征流派	随和性、能力、进取心、别致性、冷酷、男子气概、非正式性	企业人格量表	15个不同组织和商业团体的消费者和雇员	Davies(2003)
	承担风险和创新能力、明确的导向、成功导向、有抱负的、支持的、决定性等		信息业/制造业的员工	Kowalczyk & Pawlish
信任流派	专门技术、可信赖度		多个行业的消费者	Newell & Goldsmith (2001)
	可靠性、诚实、仁慈	企业可信性量表		Geyskens & Stecnkamp (1998)
利益相关者流派	企业内外不同利益相关者的需求	利益相关者量表	单一股东(经理人等);企业直接的利益相关人(购买者和雇员);企业内外部所有利益相关者	Chun(2005)

资料来源:根据 Berens 和 Chun 等人的相关文献整理。

5.1.2 国外医院声誉测评的实践活动

国外关于医院声誉测评的尝试和实践活动远远走在我们前面,这其中,美国医院的声誉实证研究是各个国家中较早也较为成熟的,政府组织、商业机构、独立的第三方组织和个人等都从不同角度参与了声誉测评,这对我国医院声誉实践测评开展有很大的启发。

如官方性质的美国新闻与世界报道机构(US News & World Report)属于专门的医院声誉评价机构,它每年开展"全美最佳医院"排名,将医院教学资格、临床效果(低死亡率)、服务过程合理性等作为评价要素;美国 HCIA(一家专业健康信息公司)开展的"全美最佳100医院"排名,从财务、运作、临床效果三个维度进行评价;而自发的民间网络组织亦如火如荼,从医疗服务的过程、结果、患者满意度等不同维度开展医院声誉测评。值得一提的是,在美国网络机构作为一种自发的评价机构,发起公众对医疗机构等各方面的声誉进行评价。从现实情况和统计来看,网上测评在诸多声誉测评中最为活跃。美国最为著名的开展医疗机构评价的网站有四个,分别是联合协会质量检验(The Joint Commission's Quality Check)、跃蛙小组(Leapfrog Group)、健康比较(UCompareHealthCare)和对隶属于医疗保险和医疗补助的医院比较[Centers for Medicare & Medicaid Services' Hospital Compare (CMS')](Michael,2009)。尽管不同发起者确立的评价指标体系不同,但这些测评都是以医患博弈提升声誉为实现手段,患者的感受需要始终被置于中心地位,评价的基本框架对我国公立医院声誉实证研究也有一定的借鉴意义。

表5-2 美国医院声誉测评活动

评价活动名称	评价特点	
	评价主体的性质	评价维度
美国新闻与世界报道机构的"全美最佳医院"	官方	医院教学资格、临床效果(低死亡率)、服务过程合理性等
美国HCIA健康信息公司的"全美最佳100医院"	商业性	财务(资产周转率、科室调整支出等)、运作(平均住院日、总的设备利用指数等)、临床效果(死亡调整率、风险调整后并发症率)
四个网站测评: 联合协会质量检验、跃蛙小组、健康比较、医疗保险和医疗补助隶属医院比较	民间独立性质	医疗服务的过程、结果、患者满意度等

资料来源:Howell MD. A 37-year-old man try to choose a high-quality hospital review of hospital quality indicators[J]. Clinician's Corner,JAMA,2009,302(21):2353-2360.

从表5-2可以看出,在评价维度上,美国的声誉测评是基于患者的基本利益,从医疗活动的过程、结果及反馈出发。尽管政府、商业机构、非政府组织等多方主体都基于不同的评价维度,但是这些主体的评价都有独立性。声誉评价的独立性使得医院被置于更高标准和更为广泛的治理要求与管理规范下,医院在这些压力下必须多层次、多角度地满足患者的需要。综观国内,围绕医院综合实力和战略性发展的医院声誉实证研究并不多,很多研究仍旧未偏离传统沿用的政府回应式医院医疗效果主导的绩效评价。下文将展开对我国公立医院声誉测评的实证研究。

5.2 我国公立医院声誉评价体系的构建活动

处于医疗服务市场领域具有特殊性质的公立医院,尽管其所有权性质和企业大相径庭,但基于信息不充分和契约不完备问题的存在以及二者在委托代理问题上的高度一致性,将企业的声誉测评理论运用于公立医院依旧适用。本书指标构建的途径是:基于国外企业和医院的声誉评价研究方法,结合我国的文化背景、医疗体制等情境因素,设计出具有我国公立医院特色的声誉评价指标体系。

5.2.1 评价主体的选择——基于患者响应的视角

在公立医院声誉评价的理论逻辑选择上,考虑到评价的可及性和精准性原则,本书有选择性地融患者响应理论和利益相关者理论于一体。前面从利益相关理论出发,认为医院处于复杂的社会关系契约网中,面对患者、政府、医院员工等确定型利益主体和其他医疗机构、药品器械供应商、社区等预期型利益主体等,是主体患者及其他利益相关者基于各自期望进行的综合评判,反映了公立医院的综合能力。但事实上,除非各种利益相关者群体都能被调查并尽可能无一遗漏,否则所得出的结论永远达不到最完全的。由于现实条件的制约,利益相关者目标多元化最终会导致对谁都负不了责,各利益相关者间的冲突难以协调。因此,为保证研究可操作性与精准性的实现,本书主要从确定型利益主体——患者的期望出发。

此外,在建构公立医院声誉指标体系主体的选择上,也加入了相关学者和专家的意见,因为考虑到患者会持有"多多益善"的心理,最终导致的直接后果可能是医疗资源的过度使用。同样,若以政府作为单一评价主体也存在缺陷,现存的"医政不分"会导致政府偏袒医院。

最后,采取的措施就是选出和声誉评价最直接的关键组——患者作为测评对象,同时考虑医院管理人员、政府管理者和相关领域内的专家(包括具有公共管理意识和专业知识人员)的意见,增强公立医院声誉测量的准确性。

5.2.2 公立医院声誉测评内容的确立

上文回顾了围绕声誉测评的相关研究流派,本书基于患者响应视角,结合利益相关理论作为测量工具的理论铺垫。Groenland(2002)的研究发现,当受众被要求描述企业声誉的概念时,他们主要描述的是决定企业声誉的因素,而不是企业声誉自身的抽象概念,声誉主要是与过去的经历、行为和特性联系在一起的。韩兴武(2004)认为,企业声誉是企业各种因素发挥综合协同作用所产生的"溢出效应",而非某项个别因素单独作用的结果。同样,公立医院声誉也需要由这些维度和指标共同构成,下文称其为驱动因素指标体系。

5.2.2.1 公立医院声誉驱动因素确立的主要框架

驱动因素在涵义上即为声誉的影响因素。由于公立医院有着区别于企业的特殊情境——公益性,需要实现公众利益最大化而非医院经济效益最大化。但基于医院委托代理问题凸显和不完全信息等客观问题存在之现实,医院声誉评价与企业又有共通性,基本的研究方法依旧适用。所以本书中也是借鉴成熟度较高的企业声誉测评理论和实践活动来设计指标体系。晏国祥(2004)在对2004年前各国声誉评价指标汇总统计后得出,出现频次高的声誉驱动因素分别是:维度依次为产品和服务质量(7次)、财务和理性(6次)、管理质量(5次)、吸引和留住人才的能力(5次)、社会责任(社会、环境和社区)(5次)、创新(4次)。本书以这些信息为指引,进一步归纳医疗领域的相关文献,并综合我国公立医院的特点,设计出较为全面的我国公立医院声誉驱动因素的评价框架(图5-1)。

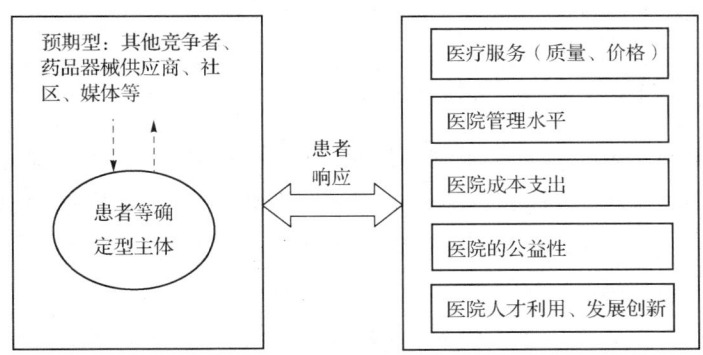

图 5-1 声誉驱动因素的主要框架

5.2.2.2 公立医院声誉客观驱动因素

基于我国公立医院声誉测评研究的缺乏,本书主要参考国外文献及国内医院绩效评价的文献,从确定型主体患者群体出发,按照图5-1的构建框架,结合专家意见,分别从医疗服务(质量、效果等)、医院管理水平、医院运营成本、患者成本支出、医院公益性和医院发展创新这6个基本层面设置公立医院声誉驱动因素评价指标。

医疗服务是医院最直接的产品,它的质量与效果会直接影响到患者的选择行为。邹婧睿等(2010)对武汉市180名医护人员和130名住院患者进行问卷调查后发现,供需双方一致认为"合理的医疗价格"最能体现公立医院的公益性,这体现了医疗服务价格对于医院相关者的重要程度。而《中共中央国务院关于深化医药卫生体制改革的意见》(以下简称《意见》)提出,到 2011 年"公立医院改革试点取得突破,切实缓解'看病难、看病贵',有效减轻居民就医费用负担"等近期目标也体现了国家对解决就医费用问题的高度重视。随着市场化边界不断向医院蔓延,公立医院也必须面临医院的运营效率问题,因此本书以反映医院运行效率的运营成本为标准,而医院管理水平则与患者的就医环境、医院整体业务良好运行密不可分的,所以也将其纳入研究范围。此外,公立医院作为独立的法人组织,不得不面对自身的长远发展问题,因此新产品服务开发等技术创新的投入尤为重要。最后,医院的公益性不同于企业的"社会责任",笔者对公立医院社会责任履行层面的表现冠之以"公益性"表述。从研究现状来看,这两个概念存在一定的交叉,作为终极目标回归的公益性乃是公立医院实现全民健康的必要责任,另外考虑到关于公立医院公益性的现有研究成果较多,且更贴合公立医院的性质,所以将这个因素命名为"公益性"。

5.2.2.3 声誉驱动要素下属指标的确立

在二级指标的确定中本书采用德尔菲法,在相关专家得出一致结论的基础上,继续对患者进行预调研,让其对问卷指标的合理度、文字的清晰度进行反馈,最后修正得出的量表,共包括 27 个题项(见附表1)。

(1) 医疗服务层面

目前我国政府对公立医院实施的绩效评价中,医疗产品的质量和效果是最重要的评价内容。作为直接输出的产品,医疗服务被视为核心,与医疗服务有关的指标包括:①医务人员的专业技术水平:这直接决定了医疗服务的质量,在各项绩效评价中为重中之重。②医院检查设备的先进性:检查设备作为先进医学技术发展的产物,推动了医疗水平的进步。③医院分科细致度和专业性强度:由于大型公立医院都是综合性医院,一般而言对于分科都十分全面,但是在各科医疗实力的分布上还是有很大差别,因此这个指标的评价是为了考察医院的医疗实力在各科的分布情况及医院统筹兼顾的理念。④健康教育效果:这体现了从预防到诊治之理念,是老龄化进程加快与疾病谱转变的客观要求。⑤维护患者的合法权益:这个指标是医院人性化服务和患者权利维护的体现,意味着医者强势地位向患者尊者地位的转变。⑥医务人员的态度:随着医学伦理学的发展及患者维权意识的增强,这些指标是患者心理价值满足的人性化体现。

表 5-3 医疗服务层面指标的确立和来源

序号	指标名称	指标文献来源
1	医务人员的专业技术水平	刘威(2002)
2	医院检查设备的先进性	Amborse & Purdam(1974),王进援(2002)
3	医院分科细致度和专业性强度	Newell & Goldsmith(2001),刘威(2002),王淑玲(2006)
4	健康教育效果	Blumenthal(1996),Berger & Krajic(1999)
5	维护患者的合法权益	Elbeck(1988),王淑玲(2006)
6	医务人员的态度	陈柳红(2007),王淑玲(2006)

资料来源:根据相关文献整理而成。

(2) 医院管理层面

医疗服务产品不同于其他商品,它的提供一般只发生在医院这个特定地点,家庭就医目前还较少。这一特点决定了需要对医疗服务产生场所的管理进行评价,因为管理是为医疗产品的提供直接服务的,直接影响到医疗服务的质量和效率。根据综合文献研究和专家意见,在医院管理层面下列指标比较具有代表性:①院内感染控制情况。这个指标直接反映了医院就医环境的安全性,这与医院管理部门的重点防范工作的开展有关。2008年西安交通大学第一附属医院婴儿集体感染事件,使得医院院内感染控制工作问题引起了社会的广泛关注。②给患者提供的就医环境。这需要以公立医院的管理水平为依托,包括医院就医的安全性、整洁度和就医程序的有序性等。③医院能及时处理患者的抱怨和投诉。这也是医院以患者为中心的管理理念的直接体现。④医院遵守各项规章制度的情况。在企业的声誉评价中,管理的有序程度常被作为评价指标,这是因为管理的有序程度是隐性的声誉背后约束和出发点,为使这个指标更贴切医院的特殊性质且易被患者理解,这里改成"医院遵守各项规章制度的情况。"

表 5-4 医院管理层面指标的确立和来源

序号(接上)	指标名称	指标文献来源
7	院内感染控制情况	根据感染事件的发生现象自行设立
8	给患者提供的就医环境(安全、干净、有序)	王丽芝(2004),王淑玲(2006)
9	能及时处理患者的抱怨和投诉	王淑玲(2006)
10	医院遵守各项规章制度的情况	Manfred(2004),缪荣(2005)

资料来源:根据相关文献整理而成。

(3) 医院运营成本层面

患者理所当然希望医疗资源提供的越多越好，在他们看来，医院一味追求经济利益目标，片面强调节约成本、实现自身利益的最大化必然会扭曲公立医院的公益性本质，有人甚至提出公立医院即使亏损由国家财政补贴也应继续运营，这是医疗服务的公共产品属性所决定的。正如 Thomson Reuters(2009)的医疗消费报告所发现的那样，由大众评选出的级别高的医院反而其利用效率低，因为患者希望获得较多的医疗资源。因此，医疗服务作为公共产品，一方面要强调其公益性，另一方面也要努力提高其运营效率。在我国实际情况是，由于人口基数大、医疗服务资源稀缺，这就决定了不能片面强调公益性而忽视医疗服务资源利用的效率性。在国家财政对医疗服务投入有限的情况下，必须努力提高医疗资源的利用效率。在国外 HCIA 开展的 100 家医院（主要为公立医院）的声誉评价中，尽管患者主要对临床诊断效果感兴趣，但是 HCIA 也考虑了资源的利用效率，仍将财务和运作效率指标放入评价标准中。这对我国公立医院声誉评价来说也是一样的，必须充分考虑到医疗资源利用效率的相关指标。

设计的指标包括：①医务人员的工作效率。这同医疗服务有着密切关系，但这里将其置于医院管理层面，是因为医务人员工作的效率和有效性更大程度上是取决于管理的计划、组织、实施环节。如据《成都快报》报道，在杭州有 80% 的医疗纠纷都是由服务引起的，比如急诊室效率不高，抢救病人时设备不到位等。②医院管理支出的合理度。这是关于为医疗服务活动提供所必须花费的医院内部管理成本是否合理有效的指标。③必须检查设备的使用效率。④床位使用效率。③与④都客观反映了公立医院内部设施的利用效率。

表 5-5　医院运作成本层面指标的确立和来源

序号（接上）	指标名称	指标文献来源
11	医务人员的工作效率	Reuters(2009)，刘莉等(2004)
12	医院管理支出的合理度	Reuters(2009)，刘莉等(2004)
13	必需检查设备的使用效率	Reuters(2009)
14	床位使用效率	Reuters(2009)

资料来源：根据相关文献整理而得。

(4) 患者成本支出层面

在成本支出方面，虽然医院的成本费用最终也会通过一定渠道间接地转移到患者的成本中来,进而影响患者的支出,但本书在构想因子时,为了研究对患者的直接影响,特意将医院成本支出和患者成本支出区分开,设计的指标包括:①医院收费情况的透明合理度,针对的是医务人员收受红包等现象。②进入医院获取治疗的困难程度(就医距离远等)。这是从患者角度直接出发的就医成本的耗费反映。大型公立医院的设置地点都位于中心城市,因此对于乡镇居民在重大疾病和特殊疾病就医需求下,这个地理分布对于患者人群而言是不利的,需要花费大量的人工成本和交通成本,这在一定程度上反映了"看病难"的问题。对于"看病贵"问题,本书特地设计了医疗费用情况和药品价格情况这两个指标来反映。医疗费用(包括门诊挂号费、检查费、手术费和住院费用等)与药品价格(药价合理,兼顾疗效和经济性)综合反映了就医的代价,而区分两种价格是为了辨别"医药分家"政策提出后的实施情况。访谈结果表明,患者对医疗价格和药品价格问题均非常敏感,两者的影响有一定的区别度。

表 5-6 患者成本支出指标的确立和来源

序号(接上)	指标名称	指标文献来源
15	医院收费情况的透明合理度	王淑玲(2006)
16	进入医院获取治疗的便捷程度(就医距离等)	王丽芝(2004),彭云等(2009)
17	医疗费用情况(包括门诊挂号费、检查费、手术费和住院费等)	刘莉等(2004)
18	药品价格情况(药价合理,兼顾疗效和经济性)	根据相关文献添加

资料来源:根据相关文献整理而得。

(5)发展创新能力层面

医院作为一个组织,同企业一样,其创新能力也反映其未来的发展趋势,是实现可持续发展的重要因素。现实情况反映,大型综合医院对科研创新领域的投入较高,它们每年会对医院的发展创新有相当大的支出。目前直接反映医院创新发展能力的研究较少,故在量表设计中借鉴刘志刚(2005)对企业创新方面的研究,采用以下指标:①开发创新医疗服务等的成果;②医院科研教学和人才培养;③与其他医疗机构的合作情况;④与对手的竞争能力。

表 5-7 发展创新能力层面指标的确立和来源

序号(接上)	指标名称	指标文献来源
19	开发创新医疗服务等的成果	缪荣(2005),Cravens(2003)
20	医院科研教学和人才培养	刘志刚(2005),苗卫军等(2005)
21	与其他医疗机构的合作情况	Afzali(2009),World Health Organization(2004)
22	医院与其他同类医疗机构的竞争能力	Cravens(2003)

资料来源:根据相关文献整理而得。

(6) 公益性层面

近年来,社会责任这一问题成为理论界的研究热点,本书在公立医院声誉的量化研究中也引入了社会责任层面的内容。目前,对医院社会责任的测量尚处于定性研究阶段,还没有一个确定而具体的社会责任测量指标体系。但从对医院的综合绩效测评中也可以看出,社会责任对于医院尤其是公立医院来说依旧是重要的职责。如卫生部颁布的《医院管理评价指南(2008年版)》把社会效益作为医院绩效衡量的首要方面。在《指南》中,社会效益的考核内容为:①在医疗服务过程中,始终把社会效益放在首位,履行相应的社会责任和义务;②认真完成卫生下乡、支农、对口支援贫困地区、组派救灾医疗队等政府指令性任务,积极参加政府组织的社会公益性活动;③承担突发公共卫生事件和重大灾害事故紧急救治任务;④积极开展健康教育、科普宣传,普及防病知识,不断提高公民健康意识。

考虑到公立医院公益性属性以及所承担的特殊使命,笔者认为突出公益性将更能符合公立医院的特殊性质。对于公益性指标的确立,笔者借鉴苗卫军(2009)等对公益性的汇总统计,按照因子分析筛选标准,确立公立医院公益性指标集中在:①减免贫困患者的医疗费用情况。②承担公共卫生及突发公共卫生事件的救援表现(如地震等救援)。2009年4月,国务院印发的《医药卫生体制五项重点改革近期实施方案(2009—2011年)》提出,建立城市医院与基层医疗卫生机构上下联动的分工协作机制,采取全科医生培养等政策使优质医疗资源下沉到基层,这种医疗人力资源从上级到下级的补充很好地体现了公益性的履行。③对基层卫生服务机构进行指导。④免费下乡体检义诊。⑤为社区提供健康教育宣传。这是参照Cravens的声誉评价提出的这些都是与现代医学模式相适应的。

表 5-8 公益性层面指标的确立和来源

序号(接上)	指标名称	指标文献来源
23	减免贫困患者的医疗费用情况	苗卫军等(2005)
24	承担公共卫生及突发公共卫生事件的救援表现(如地震等救援)	苗卫军等(2005),王朝英等(2006),《医院管理评价指南》(2008版)
25	对基层卫生服务机构进行指导	苗卫军等(2005),王朝英等(2006),《医院管理评价指南》(2008版)
26	免费下乡体检义诊	苗卫军等(2005),《医院管理评价指南》(2008版)
27	为社区提供健康教育宣传	Cravens(2003),Rootman等(2001)

资料来源:根据相关文献整理而得。

5.3 公立医院声誉测评体系的构建

5.3.1 实证方法简介

5.3.1.1 探索性因子分析

因子分析(Factor Analysis)包含探索性因子分析(Exploratory Factor Analysis,EFA)和验证性因子分析(Confirmatory Factor Analysis,CFA),两者有一定的区别和联系。EFA 是从众多相关的指标中提取出少数几个综合性指标来反映原来指标所包含的主要信息,它将具有错综复杂关系的变量综合为数量较少的不可观测的"公共因子"的线性函数,以此来表示原始变量和因子之间的相互关系,能简化变量的维数和结构。如本书关于公立医院声誉驱动要素设计了多个指标,但是这些指标间关系复杂,通过探索性因子分析,可以从多个初始设想指标中概括提取出少数几个对公立医院声誉起决定性作用的基本因子,由此确立整个量表的基本结构。

但探索性因子分析的局限在于,它的目的是让数据"自己说话",在此之前研究者不知道测度项与因子间的关系,因而所得出的数据结构与实际需要和解释仍旧是存在一定差异的。所以,探索性因子分析显然是不够的,需要进一步采用其他验证方法论证因子结构和内部指标之间的关系。

5.3.1.2 验证性因子分析

验证性因子分析被用于检验观测变量与潜在变量的概念间的关系,它不同于探索性因子分析的结构提取,而是在对模型结构有一定假设之下的进一步确认和验证。因此,验证性因子分析所要求的样本量更多。对于验证性因子分析所需要验证的模型结构,可以由探索性因子分析得来,也可以由研究者选定观测变量(指标)并使其从属于某个潜变量(因子)的预设理论模型,进而验证这种变量设计的信度和效度(李怀祖,2009)。

验证性因子分析的优势在于,它允许研究者明确描述一个理论模型中的细节。因为测量误差的存在,研究者需要使用多个测度项。当使用多个测度项之后,就存在测度项的"质量"问题,即效度。其他功能还包括,它可以检验一个测度项工具中是否存在共同方法偏差,检验测度项之间是否存在"子因子",明确描述测度项、因子、残差之间的关系。

5.3.2 数据处理与指标体系获得

在具体的数据分析中,首先进行探索性因子分析得到初步量表,然后利用验证性因子验证指标体系的合理性。第一阶段获取数据用于探索性因子分析,发放地点选取了苏南、苏中、苏北地区综合实力较为平衡、分散且都位于人口密集区的各三所医院,每个地区各家医院发放 100 份问卷,共发出 900 份,回收 828 份(当场发放回收,故回收率较高),有效问卷 735 份(有效率为 81.7%),符合研究要求。第二阶段数据用于验证性因子分析。于上述 9 家医院每家医院各发放 160 份,共发放 1 540 份问卷,其中有效问卷 1158 份(有效率为 75.2%)。

本书设计的是一种态度量表,采用 5 级李克特(Likert)累加量表,"很不适合"计 1 分,"不太适合"计 2 分,"中等适合"计 3 分,"比较适合"计 4 分,"非常适合"计 5 分,最后形成的量表用于实地调查。

5.3.2.1 描述性数据分析

对获取的 735 份有效问卷,利用 SPSS15.0 进行了描述性统计分析和探索性因子分析。从表 5-9 能看出,调查中高学历的文化程度人数较少,其他分布的较为平均。年龄主要集中在 25~39 岁、40~60 岁的中青年之间,这也验证了被调查者的有效回答率呈现年轻化水平。付费类别中社会医疗保险(城镇职工、城镇居民、新农合)占 56.8%,公费所占比例较小。关于月收入,分布则主要集中在 1 000~3 000 元这个区间,呈现橄榄球型分布。

表 5-9 样本基本资料统计表($n=735$)

样本特征	分类	频数(人)	百分比(%)
地区	苏南	246	33.5
	苏中	230	31.3
	苏北	259	35.2
住地	城镇	430	58.5
	农村	305	41.5
年龄	25 岁以下	183	24.9
	25~39 岁	226	30.7
	40~60 岁	235	32.0
	60 岁以上	91	12.4
文化程度	高中以下	208	28.3
	高中/中专	188	25.6
	大专	141	19.2
	本科	176	23.9
	研究生及以上	22	3.0
付费类别	自费	199	27.1
	公费医疗	104	14.1
	社会医疗保险(城镇基本、新农合)	418	56.8
	其他商业医疗保险	14	1.9
月收入	1 000 元及以下	88	12.0
	1 001~2 000 元	246	33.5
	2 001~3 000 元	194	26.4
	3 001~4 000 元	153	20.8
	4 000 元以上	54	7.3

5.3.2.2 探索性因子分析处理

提取因子前,先对全部数据进行信度和效度检验获知数据质量,在此基础上,提取相应的因子并确立初始结构。

(1) 信度检验

信度检验用于评价问卷这种测量工具的稳定性或可靠性,即用问卷对同一事物进行重复测量时所得结果的一致性程度。本研究采用 Cronbach's α 系数值来判别此量表的内部一致性,一般来说,如果量表的信度系数在 0.9 以上,则该量表的信度甚佳;在 0.8 以上则较好;在 0.7 以上表示可以接受,仍不失其价值;如果低于 0.7 则无价值。本研究 6 个驱动因素量表总的 α 系数为 0.939(大于 0.70),各维度下的 α 值分别为 0.809、0.838、0.822、0.852、0.828、0.845,也均在 0.70 以上,表明问卷内部一致性良好,适合进行研究。

(2) 效度检验

效度检验就是要看测度项是否与其所设计的因子有显著的载荷,并与其不相干的因子无显著载荷。在进行结构效度的检验前,首先运用 KMO 样本测度与巴利特球体检验看是否适合进行因子分析。本研究所得驱动因素总体的 KMO 值为 0.946,各变量间的相关程度无太大差异,数据非常适合做因子分析。表明题项间的共同因素的 Bartlett 球形检验的卡方值为 9 854.256,达到显著性水平,代表群体的相关矩阵间有共同因素存在,因此 6 个变量间并非独立,适合进行因子分析。

在结构效度检验中,用主成分法抽取因子,以截取 6 个因子作为标准,进行 VARIMAX 旋转。表 5-10 结构效度检验显示了代表结构效度的因子分析的初始解。"初始"列是因子分析初始解下的变量共同方差,表示对原有 27 个变量如果采用主成分分析法提取所有特征值(27 个),那么原有变量的所有方差都可以被解释,变量的共同方差均为 1(原有变量标准化后的方差为 1)。"提取"列是在按指定提取条件(本研究中提取 6 个因子)提取特征值时的共同方差。可以看到,除了第 10 项(医院遵守各项规章制度情况)和第 27 项(为社区提供的健康教育宣传)的共同方差低于 0.5,其他变量的共同方差均较高,代表各个变量的信息丢失值均较少,因子分析提取的总体效果较好。

表 5-10 各指标的结构效度检验

指标序号	初始	提取	指标序号	初始	提取
1	1.000	.596	6	1.000	.660
2	1.000	.594	7	1.000	.705
3	1.000	.597	8	1.000	.635
4	1.000	.592	9	1.000	.722
5	1.000	.630	10	1.000	.486

续表

指标序号	初始	提取	指标序号	初始	提取
11	1.000	.604	20	1.000	.712
12	1.000	.614	21	1.000	.604
13	1.000	.663	22	1.000	.656
14	1.000	.697	23	1.000	.717
15	1.000	.645	24	1.000	.778
16	1.000	.667	25	1.000	.575
17	1.000	.790	26	1.000	.624
18	1.000	.733	27	1.000	.444
19	1.000	.662			

提取方法:主成分分析法。

(3) 确立因子指标隶属关系

表5-11显示的是各因子对公立医院声誉的总体解释和反映情况。可以看到,第1个因子的特征值是10.463,解释原有27个变量总方差的38.752%,累计方差贡献率为38.752%;由于指定提取6个因子,6个因子共解释了原有变量总方差的64.352%。总体上,6个因子反映了原有变量的大部分信息,表明因子分析的效果较理想;第三组数据描述了经过旋转后最终因子解的情况。可见,因子旋转后累计方差比没有改变,但重新分配了各个因子解释原有变量的方差,改变了各个因子的方差贡献,使得因子更易于解释。另外,所得6个因子整体方差贡献率达到64.352%,说明使用6个因子进行分析,虽然贡献率不大,但仍可以利用原问卷中的大部分信息。方差贡献率偏小可能由于问卷设计欠缺完善及只针对江苏省大型三级甲等综合性公立医院调查,样本典型性有待论证。

表5-11 6个因子的总体方差解释度

因子序号	方差贡献率(%)	旋转后的方差贡献率(%)
1	38.752	11.897
2	7.634	11.624
3	5.631	10.557
4	4.495	10.476
5	4.118	10.048
6	3.621	9.850
累计方差贡献率	64.352	64.352

从表 5-12 旋转后因子载荷矩阵表的结果来看，用主成分分析法进行方差极大化旋转后，25 个驱动因素指标被归入 6 个因子，各因子在相应指标上的载荷多在 0.5 以上，说明问卷具有较高的构思效度。根据各指标的实际意义与获得的结构，得出影响公立医院声誉的 6 个因子并分别定义为：医疗效果、情感吸引、医疗价格水平、运营效率、公益性、发展创新能力。结合对 27 个指标进行最大方差旋转法得出因子和各指标之间载荷矩阵，综合上述结构效度的分析结果，最终剔除两个题项，分别为：第 10 项（医院遵守各项规章制度情况）和第 27 项（为社区提供健康教育宣传）。对前一个题项，从旋转后因子载荷矩阵表可以看出，前者在因子上的载荷为 0.556，相对于其他指标较低，且表 5-10 显示，其提取度只有 0.486；为社区提供的健康教育宣传在因子上的载荷为 0.287，也并不高。从现实情况来解释，受访者表示，他们更关注的情感方面是医院如何为他们提供服务，满足他们需求，而医院遵守各项规章制度情况这个指标在情感吸引上相关度不大，并无设置必要。对后一题项，患者认为医院对社区的健康教育宣传力度不用太强，重点还是在于疾病的治疗，而社区疾病的预防则超出了医院现阶段的职责。

表 5-12 旋转后的因子载荷矩阵表（$n=735$）

因子		指标	因子					
			1	2	3	4	5	6
医疗效果	1	医务人员的专业技术水平	.657	.204	.201	.249	.090	.109
	2	医院检查设备的先进性	.693	.094	.112	.145	.216	.161
	3	医院分科细致度和专业性强度	.669	.181	.073	.155	.210	.210
	4	健康教育效果（如对慢性病的知识普及）	.688	.160	.155	.062	.211	.141
	7	院内感染控制情况	.765	.113	.182	.091	.245	.075
情感吸引	5	维护患者的合法权益（隐私权、知情同意权等）	.108	.719	.119	.252	.137	.069
	6	医务人员的态度	.173	.669	.225	.176	.102	.302
	8	给患者提供的就医环境（安全、干净、有序）	.197	.643	.241	.083	.161	.303
	9	能及时处理患者的抱怨和投诉	.138	.745	.179	.206	.130	.238
	10	医院遵守各项规章制度情况	.205	.556	.093	.221	.071	.270

续表

因子		指标	因子					
			1	2	3	4	5	6
医疗价格水平	15	医院收费情况的透明合理性	.137	.122	.686	.278	.114	.226
	16	进入医院获取治疗的便捷程度（就医距离等）	.125	.060	.760	.144	.138	.177
	17	医疗费用情况（包括门诊挂号费、检查费、手术费和住院费等）	.202	.257	.799	.129	.133	.102
	18	药品价格情况（价格合理，兼顾疗效和经济性）	.217	.288	.754	.107	.138	.072
运营效率	11	医务人员的工作效率	.174	.335	.049	.629	.177	.177
	12	医院管理支出的合理度	.133	.314	.208	.631	.120	.203
	13	必须检查设备的使用效率	.151	.191	.123	.736	.093	.194
	14	床位使用效率	.092	.143	.218	.763	.036	.192
公益性	23	减免贫困患者的医疗费用情况	.212	.204	.140	.053	.772	.106
	24	承担公共卫生及突发公共卫生事件的救援表现（如地震等救援）	.208	.104	.102	.124	.827	.119
	25	对基层卫生服务机构进行指导	.266	.230	.191	.061	.627	.136
	26	免费下乡体检义诊	.240	−.003	.091	.243	.683	.179
	27	为社区提供的健康教育宣传	.328	.032	.166	.466	.287	.092
发展创新能力	19	开发创新医疗服务等的成果	.230	.217	.240	.148	.137	.681
	20	医院科研教学和人才培养	.197	.239	.138	.219	.152	.725
	21	医院与其他同类医疗机构的竞争能力	.099	.237	.119	.267	.160	.653
	22	与其他医疗机构的合作情况	.159	.272	.128	.180	.137	.699
		累计解释总体方差变异			64.352%			

提取方法：主成分分析法；旋转方法：最大方差旋转法；迭代次数：6次。

5.3.2.3 确立的因子指标现实解释

经由探索性因子分析处理后，与初始量表比较，笔者删去了"医院遵守各项规章制度情况"和"为社区提供的健康教育宣传"这两个指标。由此所确立的包含25

个指标的测评体系可直观地参见表5-13。

表5-13 探索性因子分析后确立的因子和指标

因子	观测指标
医疗效果	医务人员的专业技术水平 医院检查设备的先进性 医院分科细致度和专业性强度 健康教育效果（如对慢性病的知识普及） 院内感染控制情况
情感吸引	给患者提供的就医环境（安全、干净、有序） 维护患者的合法权益（隐私权、知情同意权等） 医院能及时处理患者的抱怨和投诉 医务人员的态度
医疗价格水平	医院收费情况的透明合理度 进入医院获取治疗的便捷程度（就医距离等） 医疗费用情况（包括门诊挂号费、检查费、手术费和住院费等） 药品价格情况（药价合理，兼顾疗效和经济性）
运营效率	医务人员的工作效率 医院管理支出的合理度 必须检查设备的使用效率 床位使用效率
公益性	减免贫困患者的医疗费用情况 承担公共卫生及突发公共卫生事件的救援表现（如地震等救援） 对基层卫生服务机构进行指导 免费下乡体检义诊
发展创新能力	开发创新医疗服务等的成果 医院科研教学和人才培养 与对手的竞争能力 与其他医疗机构合作情况

所提取的因子和指标的现实解释如下：

（1）医疗效果

探索性因子分析的结果显示，患者对与医疗服务直接相关的指标给予了较高权重，最后确定指标为：医务人员的专业技术水平、医院检查设备的先进性、医院分科细致度和专业性强度、健康教育效果、院内感染控制情况。这些都是直接影响到患者看病效果质量的指标。而在构想时原归属于医疗服务层面的维护患者的合法权益(隐私权、知情同意权等)、医务人员的态度这两个指标与医疗服务效果并无直接联系,故置于情感吸引因子中。而原来构思时候的院内感染控制则被归属于这个因子下面,患者普遍认为医院感染也是影响就医效果的直接指标。

(2) 情感吸引

通过因子分析,原来管理层面的指标部分被移除到医疗效果中,所剩下的是给患者提供的就医环境(安全、干净、有序)、维护患者的合法权益、医院能及时处理患者的抱怨和投诉、医务人员的态度。剔除了"医院遵守各项规章制度的情况"这个指标(在因子上的载荷相对并不大,为 0.556)。由于这个因子不同于直接的医疗效果,而是与患者就医情感上的利益需求更为密切,且与王淑玲(2006)的医院声誉指标确立中的因子类型非常相似,这里加以借鉴也命名为情感吸引。情感吸引扮演着医疗服务提供操作系统中的幕后角色,可作为现代医院服务营销的手段。

(3) 医疗价格水平

反映患者支出的医疗服务和药品价格问题对中国的医疗卫生改革来说,是一个较为敏感的话题。为了体现这一点,在构思时候也有意识地从成本角度区分了患者和医院的成本支出,包括患者成本支出层面和医院管理运作成本支出层面的系列指标。为了着重突出患者的支出代价,即将此因子命名为医疗价格水平,最后确立:医院收费的透明合理度、进入医院获取治疗的困难程度(如难挂上号而看不成病,因优质医疗资源集中于城市中心,偏远地方的患者就医就需要付出较高的成本)、医疗费用情况(包括门诊挂号费、检查费、手术费和住院费等)和药品费用这四个指标来衡量。

(4) 运营效率

由于医院的成本支出最终是转嫁到患者身上的,因此在构想指标时也考虑到了医院成本,在本书中将涉及医院方面的管理成本支出统称为运营成本。从指标保留的数量来看,此因子的构思效果较好,得出的指标包括:医务人员的工作效率、医院管理支出的合理度、必须检查设备的使用效率、床位使用效率。表 5-11 数据表明,尽管这个因子对于整体的贡献并不大,但仍旧具有设置意义。这是因为,随着患者理性意识的不断提高,他们也逐渐认可公共医疗资源的有限性。因而在问卷的调查中,这些反映财务效率的指标仍旧被保留。为了更直观地体现医院成本支出的效果,在运营成本的基础上,将这个因子改命名为"运营效率",由此更贴切医院的经营管理的合理性与科学性。

(5) 公益性

相较于其他性质的医疗机构而言,公益性于公立医院更为重要和突出。按照因子分析筛选标准,最后删除了"为社区提供健康教育宣传",界定公立医院公益性主要体现为:减免贫困患者的医疗费用情况、承担公共卫生及突发公共卫生事件的救援表现(如参与地震等救援)、对基层卫生服务机构进行指导、免费下乡体检义诊。基于这些指标获取的数据显示,农村地区的患者对于减免贫困患者的医疗费用情况、对基层卫生服务机构进行指导和免费下乡体检义诊的赋值较高,这在一定程度上反映了基层患者的诉求。

(6) 发展创新能力

虽然发展创新与患者的利益并没有直接关系,但是患者表示,他们选择这些指标来评价公立医院声誉是因为,创新与公立医院长远发展是密切相关的,且作为区域内各方面都领先的医疗机构,理应在开发创新方面有所发展。确立指标包括:开发创新医疗服务等的成果、医院科研教学和人才培养、与对手的竞争能力、与其他医疗机构合作情况。

5.3.2.4 验证性因子分析处理

本节使用 LISREL8.7 软件进行验证性因子分析,通过比较分析相应的拟合值来评估验证各因子与其指标设立之间的合理性。

(1) 各指标与因子的拟合程度

探索性因子分析得到的结构只是构想模型,它是根据样本而呈现的数据形态来决定因子个数和指向的,这种分析需要多时间多地点多样本的重复稳定结论的支持。因此在 3 个地区 9 个公立医院继续发放问卷,对所获取的有效的 1 158 份数据进行验证性因子分析,由此确定公立医院声誉评价各驱动因素的假设与实际数据的拟合程度,从而检验构想指标体系的正确性。

结合验证性因子分析的数据结论,得出各指标在因子上的载荷,删去了指标"院内感染控制情况"与"对基层卫生服务机构进行指导"。院内感染控制情况在医疗效果因子上的载荷系数为 0.39,数值较小,通过修正后,发现它在其他因子上的载荷也小于 0.5,说明其代表性很差,故删去。同时删去"对基层卫生服务机构进行指导",因为这个指标在公益性因子上的载荷只有 0.42,修正后仍不符合。而其他的各隶属度均达到要求(表 5-14),代表因子和指标间拟合程度的因子载荷大于 0.5,说明数据关系是不错的,最后得到 23 个指标。

表 5-14　各指标在因子上的载荷

因子	医疗效果	情感吸引	医疗价格水平	运营效率	公益性	发展创新能力
因子载荷从上到下顺序对应原始量表中的序号	0.78	0.71	0.70	0.70	0.74	0.74
	0.81	0.69	0.69	0.75	0.78	0.69
	0.68	0.67	0.74	0.74	—	0.82
	0.65	0.77	0.74	0.73	0.72	0.81
	—					

注:"—"代表不符合要求的因子载荷,故未列出,各指标从上到下的顺序与测量量表中的保持一致。

(2) 整体模型适配度比较

此外,在修正后所得的模型整体的适配度也更为合理,表 5-15 显示绝对适配度指数、增值适配度指数、简约适配度指数较修正前都有了显著提升,表明模型的整体适配度得到了改善,所做出的这些修正活动均是合理的。

表 5-15　验证性因子分析的整体模型适配度检验比较表

统计检验量	适配的标准或临界值	修正前的统计量值	修正后的统计量值
	绝对适配度指数		
χ^2 值	$P>0.05$(未达显著水平)	955.732	613.144
χ^2/DF	<2.00	3.676	2.962
RMR	<0.05	0.030	0.024
RMSEA	<0.08(若<0.05 优良;<0.08 良好)	0.048	0.041
GFI	>0.90	0.938	0.956
AGFI	>0.90	0.922	0.941
	增值适配度指数		
NFI	>0.90	0.933	0.952
RFI	>0.90	0.923	0.942
IFI	>0.90	0.951	0.968
TLI(NNFI)	>0.90	0.943	0.961
CFI	>0.90	0.950	0.968

续表

统计检验量	适配的标准或临界值	修正前的统计量值	修正后的统计量值
简约适配度指数			
PGFI	>0.50	0.750	0.717
PNFI	>0.50	0.809	0.779
PCFI	>0.50	0.824	0.792
CN	>200	260	207

(3) 修正后指标体系的确立

经过处理，最终确立了6个驱动因素和23个对应的二级指标。6个因子分别为：医疗效果、情感吸引、医疗价格水平、运营效率、医院公益性、发展创新能力，而23个二级指标也是在原始指标基础上修正和分析所得出的。同初始问卷相比，探索性因子分析删去了——"医院遵守各项规章制度情况"和"为社区提供的健康教育宣传"两个指标。而验证性因子分析后进一步删去了指标"院内感染控制情况"与"对基层卫生服务机构进行指导"。最后得到含23个指标的公立医院声誉测量体系（见附表2），可以用于声誉调查。

表5-16 验证性因子分析确立的因子和指标

因子	观测指标
医疗效果	医务人员的专业技术水平 医院检查设备的先进性 医院分科细致度和专业性强度 健康教育效果（如对慢性病的知识普及） 院内感染控制情况
情感吸引	给患者提供的就医环境（安全、干净、有序） 维护患者的合法权益（隐私权、知情同意权等） 医院能及时处理患者的抱怨和投诉 医务人员的态度
医疗价格水平	医院收费情况的透明合理度 进入医院获取治疗的便捷程度（就医距离等） 医疗费用情况（包括门诊挂号费、检查费、手术费和住院费等） 药品价格情况（药价合理，兼顾疗效和经济性）

续表

因子	观测指标
运营效率	医务人员的工作效率 医院管理支出的合理度 必需检查设备的使用效率 床位使用效率
公益性	减免贫困患者的医疗费用情况 承担公共卫生及突发公共卫生事件的救援表现（如地震等救援） 对基层卫生服务机构进行指导 免费下乡体检义诊
发展创新能力	开发创新医疗服务等的成果 医院科研教学和人才培养 与对手的竞争能力 与其他医疗机构合作情况

5.4 指标与因子的权重分配

5.4.1 指标的得分

要获得最终的公立医院声誉值，因子和指标权重的赋值是必不可缺的。王淑玲（2005）在建立医院声誉测评体系时，采用了基于专家调查问卷的层次分析法来得出各个因子的权重，但这种方法直接是从专家意向出发，笔者认为，尽管专家的认知意向一般而言是公正科学的，但本书特殊之处在于患者响应视角，同样获取的数据信息也应来自患者的反馈，专家赋值将无法直接显示患者诉求的高低，因此为实现此目标，本书将验证性因子的得分作为各指标在公立医院声誉上的载荷得分。在验证性因子操作后，所得23个观测指标在因子上的权重见表5-17。

表5-17 因子权重（Factor Score Weights）

因子	观测指标	指标在因子上的权重	标准化后的权重
F1 医疗效果	F1a 医务人员的专业技术水平	.154	.258
	F1b 医院检查设备的先进性	.158	.264
	F1c 医院分科细致度和专业性强度	.161	.269
	F1d 健康教育效果（如对慢性病的知识普及）	.125	.209

续表

因子	观测指标	指标在因子上的权重	标准化后的权重
F2 情感吸引	F2a 给患者提供的就医环境(安全、干净、有序)	.121	.194
	F2b 维护患者的合法权益(隐私权、知情同意权等)	.175	.280
	F2c 医院能及时处理患者的抱怨和投诉	.144	.231
	F2d 医务人员的态度	.184	.295
F3 医疗价格水平	F3a 医院收费情况的透明合理度	.163	.275
	F3b 进入医院获取治疗的便捷程度(就医距离等)	.196	.331
	F3c 医疗费用情况(包括门诊挂号费、检查费、手术费和住院费等)	.118	.199
	F3d 药品价格情况(药价合理,兼顾疗效和经济性)	.115	.194
F4 运营效率	F4a 医务人员的工作效率	.151	.196
	F4b 医院管理支出的合理度	.127	.165
	F4c 必需检查设备的使用效率	.307	.399
	F4d 床位使用效率	.185	.240
F5 公益性	F5a 减免贫困患者的医疗费用情况	.152	.280
	F5b 承担公共卫生及突发公共卫生事件的救援表现(如地震等救援)	.180	.331
	F5d 免费下乡体检义诊	.211	.389
F6 发展创新能力	F6a 减免贫困患者的医疗费用情况	.204	.297
	F6b 承担公共卫生及突发公共卫生事件的救援表现(如地震等救援)	.177	.258
	F6c 对基层卫生服务机构进行指导	.164	.239
	F6d 免费下乡体检义诊	.141	.206

根据因子分析的处理结果,再经过对相关数据的标准归一化处理,可以得出各个底层指标和因子之间的定量关系。根据这 6 个因子得分函数可计算出 23 个指标在 6 个因子上的各自得分,所得的底层指标和因子之间的定量关系如下所示(为简化书写:各因子与指标的字母代码如表 5-17 所示):

①医疗效果因子 F1

$F1=0.258 F1a+0.264 F1b+0.269 F1c+0.209 F1d$

②情感吸引因子 F2

$F2=0.194 F2a+0.280 F2b+0.231 F2c+0.295 F2d$

③医疗价格水平因子 F3

$F3=0.275 F3a+0.331 F3b+0.199 F3c+0.194 F3d$

④运作效率因子 F4

　　F4=0.196 F4a+0.165 F4b+0.399 F4c+0.240 F4d

⑤公益性因子 F5

　　F5=0.280 F5a+0.331 F5b+0.389 F5d

⑥发展创新能力因子 F6

　　F6=0.297 F6a+0.258 F6b+0.239 F6c+0.206 F6d

5.4.2　因子权重的赋予

因子权重的赋值有不同的定性和定量方法，方法不同，所得出的结论也不同。限于篇幅，笔者在此并不就权重展开大篇幅讨论，仅运用因子分析法来确立权重。学者亓莱滨(2006)提出，用因子分析所得的方差贡献率作为二级评判的权重向量，既可了解群体的综合态度总分及其分布，又可直观地得出群体态度的归属等级和各等级态度所占的比例。这一方法在实践运用中较为普遍，郑秀杰等(2009)采用因子分析法构建了财务绩效指数，选定的 5 个主因子累计可以解释方差变化的 87.5%。最后用特征值作为权重计算五个主因子得分的加权值，从而得出了每个公司年度观测值的财务绩效指数(IFP)。在操作中，本书也是根据 6 个因子的方差贡献率来确定因子得分。尽管最后的指标体系是在原有探索性因子分析 25 个指标基础上删去 2 个而确立的，但是笔者认为因子的权重更大程度上与原始假设结构相关联，因此在权重取舍上仍旧使用探索性因子分析结果，即累计贡献率来确定。从上文分析结果可得，6 个因子较大程度上反映了原变量的大部分信息，其累计贡献率为 64.352%，因此用因子方差贡献率作为综合评价的权重是合理的。将 6 个因子按各自的方差贡献率加权相加便得综合评价得分。为了能对各因子的差异性进行测评，笔者采用各因子正交旋转后的方差贡献率作为权重确立的依据，通过计算各个因子的综合得分并进行因子的排序，标准化后所得公立医院声誉值 R 计算公式为：

　　R=0.185 F1+0.180 F2+0.164 F3+0.163 F4+0.156 F5+0.153 F6

表 5-18　因子权重排序表

因子名称		因子贡献率	因子权重
医疗效果	F1	11.897	0.185
情感吸引	F2	11.624	0.180

续表

因子名称		因子贡献率	因子权重
医疗价格水平	F3	10.557	0.164
运作效率	F4	10.476	0.163
公益性	F5	10.048	0.156
发展创新能力	F6	9.850	0.153

　　表5-18所对应的因子权重值反映了各因子对声誉评价的重要性水平。结合上述指标赋值，至此便能对公立医院声誉综合评价并获取公立医院声誉值了。

　　本章提供了声誉值获取的一个模板思路，当然具体方法很多，本书方法也有待进一步考量。本书根据江苏省的患者认知情况来确立指标体系，事实上鉴于各地的不同医疗水平、患者不同认知和需求，不同地区的声誉驱动要素在内容和权重上也并不相同。因此，公立医院声誉指标设计仍需要考虑其他控制因素，力求指标的完备性和精确性，这也是笔者下一步的工作。

6 声誉机制对公立医院行为的激励约束影响

围绕"态度-行为-公立医院声誉",本章研究患者认知医院声誉又将如何作用于医院的道德风险行为,这体现了声誉机制运行结果对道德风险的治理作用。研究内容主要包括:通过重点分析激励约束机制,研究患者在获知声誉值后不同的行为选择将如何影响公立医院的行为,由此促使医院形成减少道德风险的意识并落实行动。这部分研究架构了公立医院声誉与道德风险解决之间的桥梁。

6.1 激励理论相关回顾

6.1.1 显性契约与隐性契约的激励作用

近30年来,围绕包括企业在内的治理机制研究中,激励理论成为其重要的理论基础。学者杨宏峰(2010)从契约角度出发,将契约划分为显性契约和隐性契约,研究两种契约对银行与公司治理的作用。这种划分与制度经济学中的正式制度与非正式制度的划分在一定程度上具有一致性。其中,薪酬机制设计、控制权配置、职务升降是显性契约研究的主要问题,而文化建设、共同信念的实现维持等则构成了隐性契约研究的主要问题。对隐性契约较早的研究认为,由于经理们关心他们在劳动力市场上的声誉,市场本身就能提供有效的隐性激励合约(Fama,1980)。显然,属于隐性契约范畴之一的声誉,它的作用与其他隐性契约同出一辙。孟令国(2007)认为,隐性激励不是由公司内部的委托代理关系决定,而是由公司外部的市场竞争、社会环境等因素决定的。例如完善的经理人市场可以促进公司经营者在激烈的竞争中不断提高管理水平,努力为企业工作,以提升自己在经理人市场上的地位,而且各种奖励、表彰、政府授予的称号等,都能促使经理人付出行动。对于隐性契约的激励作用,Levin(2003)指出,将绩效与报酬联系在一起的契约能够缓解激励中存在的问题,但是在实践中订立完全有效的显性契约常常是不可能的,因此现实世界中的激励常常是非正式的。且隐性契约的激励不同于传统的激励理论,传统激励理论认为信息不对称是妨碍契约有效执行的主要障碍;而隐性契约激励则认为不仅存在信息不对称问题,而且还存在主观信息,尤其是主观绩效评估问题。

范瑛等(2004)通过构造动态模型,分析了年薪制的显性契约和隐性契约的激励效果。他们解释了为何年薪制作为一种显性激励手段,不一定能提高经理人员的努力程度并无法解决灰色收入这一问题。得出的原因是,如果经理人员当期努力工作,便会改善公司绩效,提升外界对其能力的评价。但是如果年薪制中基本工资大小与这一评价无关的话,那么经理人员当期努力工作并不能直接提高下一期的年薪收入,而只能通过影响下一期的工资契约形式间接地影响下一期的年薪收入,而且影响方向也并不确定。鉴于这个原因,经理人不完全努力工作及灰色收入等道德风险行为便可以得到解释。此外,隐性契约还有吸引积累人力资本的价值。李凌和王翔(2008)在隐性契约理论基础上,引入了信息的部分传递机制,考察了内生信任因素对人力资本积累的影响,认为隐性契约内生的信任对于保护员工利益和稳定劳动关系方面有着积极的意义。

6.1.2 我国公立医院的内部显性激励约束制度分析

一直以来,公立医院缺乏有效的内部激励机制和约束机制,以人事分配制度最为明显。改革开放后,公立医院逐渐实行将医生个人收入与医院创收直接挂钩的机制,本质上,这与公立医院公益性社会职能的履行是相冲突的,且容易诱发医生收受"红包"和"回扣"。为解决这些问题,政府在人事分配制度领域开始建立重实绩、重贡献,向优秀人才,重要岗位倾斜和自主灵活的分配激励机制。2009年国家决定在事业单位实行的绩效工资改革即可视为激励制度的调整,公立医院是绩效工资改革的重点领域之一,但是公益性价值的衡量、考核维度、岗位评价以及激励的程度把握都存在一定困难,直到现在绩效工资制度也未能很好地落实。在缺少激励制度的工作环境中,很多医院医护人员工作积极性并不高,人才外流现象严重。

(1) 公立医院的内部激励措施

薪酬机制设计、控制权配置等是医院内部治理的重要问题,对医院工作人员来说,最为直接的激励约束手段便是薪酬制度,医务人员,上至领导者下至普通工作者,都要受到这一制度的影响。而在薪酬之外,为调动医生的积极性,医院采取了很多方法,例如:鼓励医生集资入股购买设备,然后从检查收入中获得红利;鼓励医生承包科室,科室收入越高,承包人的回报就越高;默许医生提取大型仪器设备检查的开单费等;院科两级核算制度,这一医院内部管理制度将医院总体目标层层分解并落实到各个科室,并对其业绩进行考核、评价、奖惩。这些措施在调动医生积极性的同时,也产生了许多负面效应,诱发了医生的道德风险行为。

(2) 公立医院惩罚制约措施

关于惩罚的内部规范,主要包括医务人员需要遵守的诊疗护理规范等。所谓规范,是基于维护公民健康权利的原则,在总结以往科学和技术成果的基础上,对医疗过程的定义和所应用技术的规范或指南,通常分为广义和狭义两种。广义的诊疗护理规范、常规,是指卫生行政部门以及全国性行业协(学)会针对本行业的特点,制定的各种标准、规程、规范、制度的总称。狭义的诊疗护理规范、常规,是指医疗机构制定的本机构医务人员进行医疗、护理、检验、医技诊断治疗及医用物品供应等各项工作应遵循的工作方法、步骤。狭义的诊疗护理规范和常规涵盖了临床医学二、三级专业学科和临床诊疗辅助专业,包括从临床的一般性问题到专科性疾病,从病因诊断到护理治疗,从常用的诊疗技术到高新诊疗技术等内容。这些诊疗护理规范是动态性的,持续经历着制定、修订、公布和实施的过程。这些规范是医院制订内部规章制度规范的准绳,而公立医院需要做的,便是在这些方面制定出医务工作者的相关操作空间、范围及相应的措施,做到违规惩罚有据可依。

但从现状来看,仅仅依靠薪酬主导的物质激励约束机制还存在很多问题,它会诱发行为主体道德风险行为的产生。而声誉作为激励约束的一种手段,在信息不对称严重的医疗环境中,可以依靠其激励约束功能成为遏制和解决道德风险的有效方法。

6.2 声誉激励约束功能之体现

6.2.1 声誉激励约束机理

声誉理论最初源于企业激励机制,由于客观信息不对称以及合约的不完整,双方交易的基础大多是基于长期的信任,而这种信任的基础就是一定的声誉(郑志刚,2002)。从这一点看,探寻声誉之激励功能机理对于道德风险的治理原因就尤为重要。研究声誉的激励约束功能,本质上即是为声誉促进公立医院道德风险问题解决的理论链接。

声誉作为一种隐性的激励机制能够产生巨大的激励效果,有时甚至可以对包括物质激励在内的显性激励起替代作用。关于声誉的激励作用机理,学者们在很早以前就开展了系统研究。

在 Kreps,Wilson 等(1982)的标准声誉理论中,声誉被用来解释企业存在的原因并且成为一种较独特的理论。这一理论认为,企业的出现实质上是为了在不完全契约下建立声誉,而声誉的作用在于为关心长期利益的参与人提供一种隐性激励以保证其承诺行动,成为显性合约的替代品,进而达到减少市场交易费用的目的,而并不是通过权威的方式将交易内部化。此外,在有限次重复博弈的动态过程中,上一阶段的声誉往往会影响到下一阶段,最终理性经济人会选择做出建立和维护声誉的合作行为。

而在另一声誉机制论——声誉交易理论的探讨中,Tadelis(1999)将企业名称作为声誉的重要独立变量,研究了企业声誉如何传递有关企业及其所有者的信息,并根据企业在声誉交易中获得的不同利益,明确了两种声誉效应——"声誉的建立效应"和"声誉的维持效应"。前者是指好企业比差企业更容易建立声誉,因为好企业在战术或战略上会对声誉投入更多;后者是指好企业因为受到维持声誉而获利的激励,会更倾向于维持好声誉。

在这些理论中,声誉激励被用来解释企业等组织的行为动机。同样,对公立医院而言,声誉之所以起作用,在于声誉的激励约束功能作为一种行为动因,而这一动因可以用来治理医院道德风险行为。

6.2.2 患者感知声誉对公立医院道德风险的制约

在有关企业的研究中,徐双庆(2009)提出,声誉是企业身份的全面反映和承载体,也是企业全面传播的重要内容,因此,企业声誉是利益相关者对企业形成认同的重要影响因素。由于声誉能够对企业本质身份提供映射,所以消费者在获得声誉的基础上,可以就是否认同企业形成自己的判断。通过实证数据检验和模型拟合,徐双庆进一步得出,消费者认同声誉对非经济性忠诚的口碑传播和推荐、消费者重购、首选忠诚有直接影响作用。对公立医院而言,作为声誉的重要感知主体的患者,也会因医院声誉而对医院形成不同的感知态度,在获知公立医院的声誉值信息后,患者也会因医院的声誉表现而形成认同、满意和忠诚等不同态度。而患者的态度会直接影响他们的就医选择、对医院的口碑传播等行为,最终影响到医院的生存和发展。

一方面,当医院声誉表现良好时,患者青睐并选择医院的行为所带来的显著效益是医院业务量的增大,这是医院生存和实现可持续发展的基本条件。从经济学角度看,这里涉及声誉所能带来的价值——声誉租金,郑秀杰等(2010)认为,可观的声誉租金能为企业进行声誉管理提供激励。同样,声誉激励也能为处在市场环境中的公立医院带来巨大的声誉租金。基于此,为追求医院的可持续发展,公立医院的经营管理者不得不考虑声誉效应,医院不仅会避免各种道德风险行为的出现对患者认知态度的影响,而且当道德风险行为出现时,医院也会竭尽全力采取各种措施避免事态恶化。从这一角度来看,良好的声誉能正向激励医院主动采取声誉管理。

另一方面,有效的声誉惩罚机制的功效在于,对于声誉信息制约主体——医院来说,它能够形成可置信威胁,从而抑制医院的机会主义行为,也使得医院对患者的承诺成为可置信承诺,保护他们在交易中的利益。置信威胁包括,如果医院产生有损声誉的行为,那么声誉机制会通过患者口碑传播实现对医院经营者显性收益的惩罚、降低医院的经营收入。在这种置信威胁心理驱使下,医院也会自发地遏制道德风险行为的产生。作为声誉信息的利用者,有效的声誉惩罚机制是患者维护自身利益的制度保证。

下文将通过医院代理人模型,利用博弈论说明声誉的激励约束作用,从而解释声誉机制作用于医院遏制道德风险行为的机理。

6.3 基于医院代理人模型的一个博弈解释——声誉激励约束作用的解释

本节利用博弈模型工具,解释作为典型非正式制度的隐性契约——声誉如何发挥激励作用。Holmstrom(1982)很早就提出了代理人市场声誉模型,他利用这个模型,说明了市场上的声誉可以作为显性激励契约的替代物。本节也依据Holmstrom的"代理人现期的努力通过对产出的影响改进了市场对代理人经营管理能力的判断"这一原创性分析,从公立医院道德风险行为主体之一——公立医院经营者(主要为院长)角度,解释声誉激励约束对公立医院诚信履行公益职责避免道德风险的机理。

6.3.1 医院管理者经营模型的环境假设

在正式制度(包括医院外部法律法规、医院内部管理规范)和非正式制度(声誉、道德伦理等)范围里,法律和声誉分别是维持市场有效运行的两种制度的典型代表。

回顾前面的分析可以看出,公立医院道德风险行为的直接引发主体主要为两类:一类是决定医院整体行为导向的管理领导人员,如医院院长等,一般医院具体规范的制定和实施都是在其领导风格和授意下实行的。从委托代理关系来看,公立医院是政府的代理人,但作为代理人的公立医院经营者在很多情况下,其行为表现并不是依从于政府的授意;另一类是作为执行者的医院医务者等工作人员,他们是公立医院委托代理链条中的第二层代理人,即在医院管理人员的授意下行事,其逐利行为与医院管理人员本质上是一致的,因此本书认为对其行为的理解可以参考对公立医院经营管理者的分析思路。所以,本书从建立第一类主模型公立医院管理者信息披露模型出发,分析隐性非正式制度之声誉在对公立医院内部管理人员道德风险行为遏制方面的作用。首先我们假设这样一个博弈环境:

①医院经营管理者诚信履约博弈是在两个不同公立医院的管理者A和B之间展开,他们都是非合作的理性经济人。管理者可选择的行动有两种:诚信地履行政府交予的公益责任、追逐非正当利益(包括鼓励医务人员诱导需求行为、收受红包等)。

②市场中管理者的信息获取都是对等的。公立医院所处的地理位置、等级标

准、经营业绩以及医院经营管理者的努力程度、医院经营管理者的报酬契约、可能"作假"的程度都是相同的,他们之间的差异只是行动上的不同。

③医疗市场中的公立医院与患者之间存在着一定的信息不对称。因此,患者只能根据政府对这些公立医院的评级定位标准等信息形成对公立医院好坏的判断。

④在现实中对于公立医院经营行为存在法制等制度的正式监管和惩罚,它依靠政府、法院或专门的执行机构(如医师协会等)有组织地进行,这是提高医院合法合规开展经营活动的外部约束手段。

6.3.2 强制制度约束下的医院管理者的行为博弈

对应于公立医院管理人可选择的行动有两种状态,即诚信经营和作假逐利。我们可以设定以下的情况:两个管理人都诚信经营的情况下,给管理人带来的收益为 R;一人作假一人诚信经营的情况下,作假者的收益为 M,诚实者的收益为 N;两人都作假的情况下,两人收益为 H。由于存在监管和惩罚等法律法规层面的规制,因此医院管理者的失职行为会受到监管者的强制性惩罚,假设作假逐利的管理者受到的强制性惩罚为 P,由此我们可以得到表 6-1 的博弈模型。

表 6-1 法制强制制度约束下的经理人诚信经营博弈模型

		医院管理者 B	
		诚信经营	作假逐利
医院管理者 A	诚信经营	(R,R)	$(N,M-P)$
	作假逐利	$(M-P,N)$	$(H-P,H-P)$

而公立医院管理者诚信合规经营博弈的均衡结果取决于各变量之间的相对大小关系:

①如果惩罚 P 较小,使得 $M-P>H-P>R>N$,则此时(作假,作假)是博弈的唯一纳什均衡解结果,这时双方都会采取作假行为。

②如果 P 一般大,使得 $M-P>R>H-P>N$,则又回到囚徒困境,(作假,作假)是有限次博弈的唯一纳什均衡解结果,而(诚信,诚信)是无限次博弈的一个纳什均衡解结果。

③如果 P 比较大,使得 $R>M-P$ 与 $N>H-P$ 两者只有一个成立,则一人诚信、一人作假逐利经营是博弈的纳什均衡解结果。

④如果 P 足够大,使得 $R>M-P$ 且 $N>H-P$,即 $P>\max\{M-R,H-N\}$,则此时(诚信,诚信)是博弈的唯一纳什均衡解结果。

如果强制制度设计合理并且能得到严格执行,则意味着作假的医院管理者面临的惩罚 P 足够大,"④"中情况便得以成立,因而公立医院便会从公益性出发,避免道德风险行为,履行政府赋予的职责。但现实情况是,公立医院自身有很大的经营自主权,对医院的诚信职责履行属于道德层面上的较高要求,这使得公立医院履约具有一定的游离空间,这代表惩罚 P 是较小的。此外,考虑到监管成本,"④"的结果是很难实现的,强制制度难以执行。因为随着监管过程的严格程度和惩罚力度的不断加大,对公立医院行为的监管成本也在不断增加。为了保证执行效果,强制性的法制制定机构需要不断制定相关准则以应付各种可能的违规行为,如政府部门加大对公立医院检查的频率和力度等,这些都需要付出较大成本。此外,法院的高执行成本更是给实施的有效性带来了挑战。

现实中往往可能出现两种状况会阻碍法治的效果:一是医疗服务的时空分离性等特殊性质,尽管目前很多情况下主导的是医院举证制,但医院由于其掌握的信息始终处于强势地位,法律规制不可能也不能完美,即惩罚 P 很小,医院管理者对造假的强制惩罚有较低的心理预期,所以他们倾向于违规经营行为;二是即使法律对公立医院行为的规制很完善,即惩罚 P 足够大,符合"④"中所述的充分有效进行以患者利益为中心的管理活动,但由于监管成本太大和"管办不分"的客观事实,监管者将减少监管力度,从而一定程度上允许违规经营行为的存在。

6.3.3 添加私人惩罚成本(声誉)的公立医院管理者博弈模型

在上述医院管理者诚信博弈模型中,由于受到惩罚低的限制条件和高执行成本的制约,法律规制对公立医院以患者利益为中心的行为导向并不是有效的。下面从这个问题着手,进一步构建模型,引入法律惩罚之外的包括声誉在内的非正式制度的私人惩罚成本,看在这一惩罚要素下医院管理者的行为如何改变。

(1) 私人惩罚成本的构成

在上面的分析中,我们并没有考虑私人惩罚成本,但公立医院诚信经营是一种非正式的隐含契约,所以私人惩罚机制的存在是必然的。在医院管理者经营的博弈模型中,公众委托人发现作为代理人的医院违反诚信契约而存在违规经营行为时,即会给予医院管理者一个私人惩罚 Pp,这一私人惩罚可由两部分之和表示:$Pp = \sum b_i y_i + d$。前者是直接终止契约给医院管理者造成的未来直接经济利益损失,假定契约期为 n 年,每年契约规定的收益为 y,贴现因子为 b,则直接终止契约带来的惩罚为 $\sum b_i y_i$;后者是医院管理者因为违约行径被公开后而引起的声誉贬值,主要包括人力资本的直接贬值和预期管理者声誉下降造成的公立医院经营者在市场上转换有关的损失。

(2) 添加私人惩罚成本后的医院管理者博弈模型

在这一模型中,我们仍旧沿用上一模型的假设条件,这样,引入私人惩罚后的医院管理者博弈矩阵如表 6-2 所示。

表 6-2 添加私人惩罚成本后的医院管理者博弈模型

		医院管理者 B	
		诚信经营	作假逐利
医院管理者 A	诚信经营	(R,R)	(S,M−P−Pp)
	作假逐利	(M−P−Pp,S)	(H−P−Pp,H−P−Pp)

在只存在外部强制惩罚的契约执行环境下,由前述分析可知,医院管理者合规经营的(诚信,诚信)唯一纳什均衡状况由下式给出:
$R > M-P$ 且 $N > H-P$,即:
$$P > \max\{M-R, H-N\} \quad (6-1)$$

在存在私人惩罚的医院管理者博弈模型中,(诚信,诚信)的唯一纳什均衡结果的条件为:
$R > M-P-Pp$ 且 $N > H-P-Pp$,即:
$$P + Pp > \max\{M-R, H-N\} \quad (6-2)$$

显然,(6-2)式比(6-1)式更容易满足。这表明,在存在同样的外部强制惩罚力度 P 下,诚信经营博弈的(诚信,诚信)均衡更容易实现。

进一步,由(6-2)式可得
$$Pp > \max\{M-R, H-N\} - P \quad (6-3)$$

若 $\max\{M-R, H-N\} < P$,则(6-3)式右边小于 0,这表明诚信经营能够顺利实现;若 $\max\{M-R, H-N\} > P$,则满足(6-3)式的私人惩罚 Pp 是决定公立医院管理者诚信经营的必要条件;若契约主体对于违约的医院管理者可以给予足够大的私人惩罚 P_p,这时(6-2)式总是能被满足,这说明仅依靠包括声誉机制在内的私人惩罚也能保障公立医院管理者合法经营的顺利进行,作假违规行为将不会发生。

事实上，除了直接经济损失这一常见的惩罚，对医院管理者来说，以声誉机制为代表的监督和惩罚是非常重要的约束力量。声誉在博弈中的作用形式是通过契约主体（患者、政府等各方利益相关主体）对医疗法规制度执行者管理人的私人惩罚来实现的。当作为信息需求者的患者主体观察到医院管理者存在违约行为时，会通过非正式的渠道对他们施加私人惩罚，这与法院强制实施正好相反。

但需要注意的是，这里进行法制和声誉的比较分析，并不意味着声誉就能完全替代法制，法律和信誉是维持市场有序运行的两个基本机制。现在，法律的重要性已经被广泛关注，但对声誉的重要性的认识远远不够。事实上与法律相比，声誉机制是一种成本更低的维持交易秩序的机制。在许多情况下，法律是无能为力的，只有声誉能起作用。一个没有声誉机制的社会是不可能有真正的市场经济的。张维迎（2002）进一步指出，法律等正式制度的运行本身离不开声誉基础，在一个人们普遍不讲声誉的社会里，法律的作用也是非常有限的，法律的作用显现也需要依托声誉基础。

结合目前现状，从医院管理者博弈模型中可以发现，作为声誉的非正式制度的履行环境仍旧不完善。这主要是因为，我国公立医院"管办不分"对医院经营者有一定的保护作用，因此惩罚机制中源于政府的惩罚仍旧不足。而且，目前声誉机制的直接作用，只是通过媒体的放大效应给政府施加压力，再转嫁给医院管理者来实现的。另外，医院管理者的经营者流通市场尚未完善，并未实现患者对医院管理者的直接压力，声誉本应发挥出来的效应还尚未显现。但是，政府相关部门在政策制定上已经有一定的倾向，2011年国务院办公厅下发的《关于2011年公立医院改革试点工作安排的通知》中明确表示，要"完善公立医院院长任用制度，探索公开招聘院长，在任用或招聘中突出专业化管理能力。加强院长管理能力培训，推进院长职业化、专业化建设。按照国家政策指导建立院长收入分配激励机制和约束机制"。这些都给声誉机制发挥作用创造了前提条件。

利用医院管理者博弈模型，可以理解声誉机制与道德风险解决之间的直接内在关联，揭示了声誉机制治理公立医院道德风险问题的可行性与有效性。

7 公立医院道德风险综合治理系统的构建

声誉机制最终是为了回归对公立医院道德风险的治理。遵循这一思路，本书所提出的公立医院声誉管理归根结底是为道德风险治理服务的。本章提出在实现声誉发挥作用的外部环境建设基础上，结合公立医院内部治理和包括患者、第三方的外部治理的多个路径，实现公立医院的声誉管理。由此构建出包括法律政策、声誉、伦理道德等在内的公立医院道德风险综合治理系统。

7.1 声誉机制的响应

郑秀杰等(2010)提出，在声誉惩罚机制效率较低的情况下，惩罚就成为一种不可置信的承诺，理性经济人在面临利益诱惑时依旧很可能采取机会主义行为，发生道德风险。因此，只有有效的声誉惩罚机制才能够保证对机会主义等道德风险行为产生足够的威慑力，进而在机会主义行为出现时给予严厉的惩罚，从而实现有效抑制道德风险行为的发生，督促公立医院进行有效的声誉管理。

7.1.1 声誉机制发挥作用的前提条件

在有关企业声誉管理的实践中，相关研究表明，为使企业的表现变成一个完整而明确的市场信号,需要通过长期的努力方能实现。这个过程需要公司管理层主动推进,并通过灵活的信息反馈机制,针对象征化、信息扩散、社会认知、概念形成等阶段实施积极干预。如果在经营中不能坚持一贯的内隐假设和价值观,或者信息在传递过程中遭到严重的扭曲等,就可能会使企业在信息空间中的信息进程不再收敛甚至发散,就会干扰或中断公司声誉形成,这也是许多企业不能建立良好声誉的原因(缪荣等,2006)。本章中,笔者归纳整理了相关声誉机制发挥作用的文献,总结了声誉机制发挥作用所需要满足的具体条件。

7.1.1.1 行为主体的交易必须是重复博弈,进而形成声誉预期

经济学中一般认为,声誉的建立是一个长期动态重复博弈的过程。由于契约的不完全性,不可能穷尽所有情况,契约各方履行职责是基于相互信任,而多次重复交易基础上积累的长期信任就形成了声誉。如果公立医院主体选择道德风险行为,那么对方就会发现并采取惩罚性措施,终止合约或者诉诸法律进行诉讼,这一行为若反复进行并且持续时间长,声誉值便会不断下降,由此声誉恶化带来的效应也会凸显。可见,声誉机制发挥作用的必要条件就是博弈持续重复,在长期的合约中,合作双方也需有耐心和积极性去建立自己良好的声誉。

此外,为了使声誉系统有效实施,必须要有一套清楚的、一致的个人预期,这是增强声誉系统有效性的途径。因为如果没有共同的预期和标准,群体就会发现决定合适的行为非常困难。

7.1.1.2 顺畅的信息传播

在信息不对称的客观世界里,行为主体的有限理性和机会主义倾向会进一步扭曲信息传播。在信息披露不完全时,行为人为了牟取更高的自身利益,往往会拒绝整体合作行动而采取道德风险行为。而在现代市场中,声誉在形成后作为一种信息,也需要顺畅的传播渠道。但越来越多具有时空分离性质的交易导致交易双方更难有效识别对方的声誉,医疗服务交易尤其如此。要完全实现声誉效应,就需要合作双方的声誉信息能足够公开,使得医者和患者双方的道德风险行为都能被及时观察到。否则,声誉信息的隐蔽性越强,行为主体的违规行为就越不容易被发现,声誉机制的作用发挥也就失去了载体。张维迎(2002)提出:"一个高效率的信息传递系统对声誉机制的建立具有至关重要的意义,一个信息流动缓慢的社会,一定是一个声誉贫乏的社会。"

KMRW 模型在详细揭示声誉机制作用过程的同时,也指出了在不完全信息存在的情况下,重复博弈可以导致参与人的合作行为。信息的传导机制是建立良好声誉的公认标准,而这一规则的遵守,一方面是基于参与方的道德自律,另一方面也取决于违约带来的声誉毁损成本要大于所得利益。所以说,顺畅的信息传播机制对于声誉机制的建立和发挥有着至关重要的意义。

7.1.1.3 明晰的产权

产权本质指的是由于物而发生的人与人之间的行为关系。从最根本的关系出发分类,产权可以分为所有权、使用权、处置权和受益权。张维迎指出,中国企业不重视声誉的原因在于产权不明晰和政府对经济的任意干预。只有将产权界定清晰,才能明确各交易方的利益,保证交易活动的顺利进行。对于公立医院的医疗服务提供活动,从产权经济学角度分析,因为产权的存在,医院与患者的交易活动本质上即是医疗产品的需求与供给活动,产权明晰便能促使医院为持久获利而投入,患者愿意为自身健康的获取而支付费用。本质上,产权制度的基本功能就是为人们提供一个追求长期利益的稳定预期和重复博弈的规则。明晰的产权为人们提供了追求长远利益的动力,所以说,产权是声誉机制顺利发挥作用的重要基础。

关于产权的实施途径,一方面可以由法律法规强制实行,另一方面也可以基于信任实施。但对于医疗服务的提供这一交易,信任实施则是更优的选择,原因在于:①医疗服务这一特殊商品的发生和操作难以度量,界定这一契约的交易费用很高;②医疗服务的完成效果有滞后性,这决定了服务提供与付款在时间上是分开的,由此供需双方只是形成类似于贷款的信用关系。这些都表明,信任才是供需双方在权衡下所选择的方式。

7.1.1.4 配套惩罚机制的保障

由于经济人性质和有限理性的存在,医院管理者和医务人员不可避免会出现道德风险行为。治理道德风险行为有不同的方式,且不同的方式对应着不同的效率优先值。相较于法律制度,尽管声誉在治理道德风险问题时具有自发实现性、多方参与广泛性、"冷酷战略"效应等,但是一分为二地看,它们却也体现出了强制效率不高的状况。正因为如此,声誉发挥作用的前提必须是有良好的制度保障为依托,严厉的法律机制等惩罚措施对声誉机制的作用发挥是必不可缺的。

遏制医疗活动中的道德风险行为,需要正式制度和非正式制度的相互补充。

在市场尚未成熟的情况下,法制具有弱有效性。然而毫无疑问,法制作为配套的保护机制,它的强制威慑性功效能为声誉机制发挥作用提供良好的环境。

7.1.2 声誉的实施机制

对于仍处于转型期的中国而言,法律制度的重要性已被社会广泛认同,但对声誉机制的重要性认识还远远不够,尤其是对于如何把声誉机制和声誉理论应用于理解信用缺失方面还比较欠缺。皮天雷(2009)认为声誉实施机制有待进一步探索,本质上,声誉的实施就是通过意识形态在一定的范围内发挥作用。毛寿龙(2002)指出,意识形态实际上是一套思想和信仰系统,人们据此去观察世界,并据此采取行动。它是人们认识世界的方便工具,同时也是行动的方便准则。这与声誉的内涵也是相合的,同样作为意识形态,声誉作用发挥离不开自体性的自我实施机制和更大范围内多群体参与聚合的社会实施机制。

7.1.2.1 声誉的自我实施机制

很多意识形态是私人性质的,究其根源,是因为个人是声誉形成和发挥作用的基本组成单位。在声誉形成的过程中,医院通过象征化的外在行为表现将自己的信息向外界扩散由受众获知,受众获知后会形成一定的态度,进而决定行为选择表现。在前面的声誉循环框架中本书也指出,首先对于个体受众目标来说,声誉的好坏很大程度上是由患者等公众参与评价人的认知确立的。其次,在循环框架关于医院声誉调整的反馈过程中,医院也是根据它所掌握的个体参与人的过去信息做出决策。可见,人们对医院的认识是一个由简单到复杂、由表及里、由个体到群体的逐渐积累过程,它从感官认识开始,逐步深化到理性的思维分析,体现了个体认知预期的重要性。在这个自我实施过程中,声誉积累的效应会逐渐得到显现。

在有声誉预期的基础上,行为主体必须被告知惩罚后果,这能保证声誉自我实施机制的有效发挥。Klein 和 Leffler(1981)提出,声誉系统依靠惩罚具有道德风险的参与人来控制其不光彩的道德风险行为。因此,为了使声誉系统有效实施,必须要有一套清楚的、一致的个人预期,包括明晰声誉的标准和声誉违约的惩罚。如果没有共同的预期和标准,群体就会发现决定合适的行为非常困难,个体也就没有履约的动力。在这些标准和惩罚措施的约束下,一方面参与方出于个人道德自律,参与人会履约;另一方面在明晰违约成本后,违约的惩罚能进一步督促其遵守这一规则。

7.1.2.2 声誉的社会实施机制

声誉的社会实施机制是个人声誉机制的扩大化与聚合化,是个人意识形态的复合体。社会实施机制依靠的是舆论等社会规范、具有普适性的法律法规制度约束等,同个人声誉机制相比,社会实施机制的规范程度和要求更高。个体的实施行为是多样的,但为保证全部群体的合法合规行为,需要有道德规范遵守和相应法律机制作为履行的基本保障,由此保证社会范围内的声誉实施。在这里,强制性的法律法规是有效的社会实施机制,同时道德伦理等约束力较弱且要求较高的非正式制度也归于有效的社会机制之列。

现有声誉模型在论证声誉的社会实施机制价值的同时,也分析了正式制度对声誉的社会实施机制发挥作用的前提和效应。潘勇(2003)基于经典的"柠檬"[1]问题,提出了三个阶段的声誉模型,得出声誉管理需要借助于一定的制度保证才能发挥作用。他认为这种制度并不简单地等同于国家的司法制度,而应该是一种介于自我实施的声誉与国家司法系统之间的制度,比如资本市场上的信用配给制、劳动力市场上的认证制等。这种制度的目的在于,保证使声誉链能够延续下去的博弈行为可以不断地重复。

Heal 针对阿克洛夫提出的"柠檬"市场也论证了声誉效应显现的客观环境。他指出,如果把"柠檬"问题看成一个"囚徒困境"[2]的话,那么市场中的格雷申定律(应用于劣币驱逐良币,二手车市场中好车退出等现象)就可能是不正确的。Heal 将每个产品销售商所采取的营销策略分为"高"质量和"低"质量两类,通过分析,他发现只要市场参与者进行的博弈不是一次性博弈,而是无限次重复博弈的话,那就有可能出现合作的纳什均衡。但是,这种博弈的发生必须有相应的制度保证,将过去、现在和将来联系在一起,使得这一博弈行为不断发生并重复下去。事实上,社会机制的实施无法脱离个人的参与,它依赖于社会中每个自利成员对社会规范的遵守和法律的维护。Kandori(1982)在关于欺诈行为的研究中指出,在诚实加工信息的机制和制度的假设下,即使信息供给制本身不具有强制力,也将导致社会有效交易的出现。因为尽管一个社会中不同成员的交易次数十分有限,但是如果存在信息传播机制,便能够及时将成员中的欺诈行为传达给相关成员,并由他们对欺诈

---

[1] "柠檬"指代的是市场中的劣质产品,"柠檬"问题研究的是在市场中为何劣质产品会不断存在,而优质产品会退出市场流通,也就是"劣币驱逐良币"。
[2] "囚徒困境"是对策论和经济博弈论的经典范例,它是指在非合作条件下双方寻求自身利益的结果使得二者境况均变得更糟的一种情况。

者实施惩罚,同样它也可以促使每个成员有激励维持诚实声誉的动力。这里,对欺诈者实施惩罚的激励来自于有自利动机的成员对受到社会规范惩罚的恐惧。赵曼等在《社会医疗保险中的道德风险》中对如何建立医疗市场声誉机制作了进一步的思考。他们认为,自律与监管是遏制道德风险的两个途径,而自律则是最根本的途径。自律与否取决于自律是否符合理性人的自身利益。公立医院不同于医疗保险机构,但是在声誉的实现中也需要自律和监管,而自律和监管即对应着自我实施机制和社会实施机制。

本书认为,声誉的实施依托于自我实施机会和社会实施机制的结合。正如缪荣等(2006)指出的那样,声誉本质上是一种不同于一般信息的信号,这种信号是基于公司以往对外发送的信息而形成的具有抽象特征、凌驾于公司其他信息之上,是社会公众通过思维活动对公司所有信息总体概括后得出的抽象信号。在这个抽象新信号形成的过程中,体现的是从个体到社会公众、由医院内部到医院外部的思维空间。通过信息扩散、社会认知、信息反馈机制等的积极干预,能使公立医院声誉机制在利益相关者的传递过程中具有一定的连续性和长效性。

7.2 公立医院道德风险的治理路径

关于声誉机制如何遏制道德风险,需要从整个声誉机制链出发研究。声誉机制与道德风险的联系在于,通过声誉机制的反馈作用,基于经济人的理性,公立医院能够调整自身的行为,为获得良好声誉而遏制道德风险行为的产生。但声誉与道德风险治理的区别又在于:道德风险的治理活动只是声誉机制作用的某一环节,是声誉信息生产、传递和反馈这一声誉链条的结果,由此两者可以看成是局部和整体的关系。而公立医院声誉机制能否取得高效率,离不开公立医院内外环境、每一环节的有效运转。

7.2.1 正式制度建设的声誉实施外部环境保障

7.2.1.1 法制制度的保障

由前面的分析,我们得出了声誉治理的成本节约优势。本书提出声誉手段,并不意味着完全抛弃其他的道德风险行为治理方法,如法律法规、政策机制等正式制度,这是因为声誉机制的发挥必须有正式制度作为良好的制度背景保障。同时,严格依靠法治是一种快捷有效的解决方法,法制的强制惩罚力度能够很好地控制交易中的道德风险问题。此外,在声誉信息的披露等活动中,没有比法律机制更有效的保障和安排了。由此可以看出,法律制度是声誉机制治理道德风险的重要基础和保障。

目前在卫生医疗领域,我国已经出台了《中华人民共和国食品卫生法》、《中华人民共和国药品管理法》、《医疗事故处理条例》、《医疗机构管理条例》、《血液制品管理条例》等相关法律法规和规章制度。这些法律制度的严格规制力度有效地保障了医疗领域各种活动的有效运行,对公立医院起到了一定的约束作用。但是就目前情况而言,法律制度仍旧不够完善和健全,在某些方面甚至存在空白,对公立医院某些活动和领域的惩治力度也仍然不够强。需要进一步完善的领域包括:

(1) 加强对医务人员个人隐性行为表现的规制

从表现形式上来看,医务人员的个人行为表现主要分为两种:①显性行为表现;②隐性行为表现。显性行为表现是可以直观测量到的,如医务人员的职业技术水平可以通过涉及行业准入的标准进行约束,而对于服务提供过程中的违规操作行为则可由相关的法律进行惩罚。在本节中,重点提出的是医务人员的隐性行为表现。从目前状况来看,因法律机制发掘和惩罚隐性行为的成本较高,对个人隐性行为的监管一直比较薄弱。但法律监管的成本高并不意味着法律在这方面就不需要强化监管,对于问题的真正解决,还需要法律与其他制度相互补充,双管齐下起到标本兼治的作用。法律要强化对非法获取灰色收入等个人道德风险行为的打击力度,如对于医院医务人员收受红包行为的日见泛滥就要加强监管。当然,还要对工资绩效分配制度进行根本改革,使医务人员的薪酬分配更加科学合理,充分体现医务人员的知识价值,从根本上抑制道德风险行为。这在上文的激励机制中已具体介绍过。

(2) 为第三方治理提供法律保障

相对于政权力量庞大的政府和市场资本雄厚的企业来说,我国第三方组织的发展和生存环境一直处于不尴不尬的地位。从上面的分析可以看出,第三方组织若能有效参与公立医院道德风险的治理,所能焕发力量是相当大的。而现实的情况是,因为没有相关配套的法律法规保障,它们在参与公立医院监督等活动时受到来自市场和政府的约束和阻力,所以,亟待引导建立社会组织、媒体和其他第三方力量合法参与和监督公立医院的有效法律屏障。主要界定的层面应关于:确立医疗领域第三方组织的合法性、第三方组织参与的业务范围、与政治市场力量协同的处理机制等。

(3) 加强法律的执法力度

法制水平应体现为法律制定和实施的综合水平。法律特征之一是强制性,但是我国诸多领域的执法存在很大程度上的游离,强制性没有得到充分体现。在医疗领域,"政不能罚"严重影响了执法,表现为涉及政府利益的执法被避让,而公立医院"医政不分"的状况更是给予了公立医院一定程度的保护。"应罚不罚"或者"应罚少罚"等现象,使得法律法规既有的强制性效果未得到充分的体现,这些都是法制水平低下的重要表现。因此,要严格执法,就应加强对执法人员的业务素质培训和职业道德教育,使得法律法规真正得到执行,而不是流于形式。而对医疗机构来说,就应当对其医务人员进行医疗卫生管理法律、行政法规、部门规章和诊疗护理规范、常规的培训和医疗服务职业道德教育。

总而言之,公立医院道德风险是一种"软风险",但法律机制这种"硬方法"的优势在于,能在心理上有效震慑道德风险行为的主体,在这点上没有比法律机制更好的制度安排。

7.2.1.2 医疗卫生体制改良的建议

在第三章中,笔者从制度根源角度剖析了公立医院道德风险的产生原因。从本质上来看,为解决公立医院道德风险,关键点仍在于大环境中的医疗卫生体制改革,其突破口则是建立规避公立医院道德风险行为的有效机制。

(1) 改变"医政不分"的状况——公立医院与政府间的关系协调

目前,公立医院发展面临的最大问题就是"医政不分"。由于卫生行政部门既要办医,又要管医,所有者身份和经营者身份的归一杂糅使得公立医院在政府的偏袒下缺乏前进的动力。这个问题涉及公立医院的产权改革,也是一直以来公立医院改革的重大课题,公有资源的公益性质和市场竞争的效率性压力不断将公立医院产权改革推到风口浪尖。从目前的实践来看,政府已经逐步对公立医院下放权力,并且公立医院的经营绩效有了很大程度的改观,但改革的方向、强度、领域等仍旧有待调整和改进。改革中需要确定的基本原则是:确保政府与市场在各自的有效效率边界内行事,即完全公共卫生产品由政府提供管理,其他的则由市场进入来决定,从而最大限度地保障利益流向终端的社会群众等需求者。

(2) 政府各职能机构互相配合,权责对等——政府与政府间的关系平衡

从公立医院所处的制度环境来看,它的变革还受到其他政府主体对象的影响。目前医疗卫生领域政府机构存在的问题是:首先从横向来看,很多情况下各同级职能机构职能交叉与过于独立现象并存。与公立医院有关的财政、卫生、药监和社保等各同级部门间均存在自身的利益诉求和策略选择,但如何使各部门达成策略选择的一致性是个问题。如财政部门对公立医院合理的财政投入始终是个难题,要受到各地方财政状况的影响。从地域分布来看,中西部地区很多地方政府限于财政困境,卫生支出比例始终未达到应有的水平。针对这一问题,体制改革的重点应放在如何协调、分配和确立各职能部门的职权,使得权力与职责对等,相互间有机配合;应该进一步加强中央财政对中西部经济欠发达地区的转移支付力度,保证对公共卫生医疗领域的投入。其次从纵向来看,各部门上下级间也存在权力扩张和责任履行效率低下的问题,如政策在上下级间传递时出现的执行走样、权力寻租等情况。为避免这些问题,就需要在明确界定职责的同时,将管理重心置于监控,以权力制约权力。

7.2.2 强化内部控制机制,优化声誉运行的内部环境

7.2.2.1 医院内部控制的内涵

美国COSO委员会在1992年将"内部控制"定义为:"内部控制是由企业董事会、经理阶层和全体员工共同设计和实施的,为运营的效率和效果、财务报告的可靠性和有关法律遵循等目标的达成而提供合理保证的过程。"并提出了内部控制的五要素内容,即包括控制环境、风险评估、控制活动、信息与沟通以及内部监督。相较于国外,我国对内部控制的研究起步较晚,尽管关于内部控制管理的法规在不断完善,但其更多关注会计与审计关键领域,还没有达到英美等国倡导并实行的从会计控制到财务控制、到管理控制进而到风险控制的层面。我国已有的医院内部控制主要是对内部控制问题的点式结果循因,尚未有系统观出发的包涵控制环境、风险评估、监督等其他在内的全面机制研究。而这一机制从本质上说与医院治理结构密切相关。

从医院内部控制的各个要素来剖析:①内部环境是医院实施内部控制的基础,一般包括治理结构、机构设置及权责分配、内部审计、人力资源政策、医院文化等。②风险评估是医院及时识别、系统分析经营活动中与实现内部控制目标相关的风

险,合理确定风险应对策略。这一要素与医院的战略管理是相匹配的。③控制活动是医院根据风险评估结果,采取相应的控制措施,将风险控制在可承受的范围之内。学者汪丹梅(2012)根据医院的业务内容,将医院内部控制分为预算控制、资金控制、政府预算管理控制、医疗业务、资产控制、评估监督管理、人力资源管理、科研及教学控制等。控制活动一直是内部控制关注的关键领域。④信息与沟通是医院及时、准确地收集、传递与内部控制相关的信息,确保信息在医院内部、医院与外部之间进行有效沟通。⑤内部监督是医院对内部控制建立与实施情况进行监督检查,评价内部控制的有效性,发现内部控制缺陷并及时改进的活动。阎达五等(2001)认为,随着公司治理机制的完善,内部控制框架与公司治理机制是内部管理监控系统与制度环境的关系。同样,内部控制要素作为内部控制框架的组成部分,也需要纳入制度环境中考虑。

7.2.2.2 基于治理的内部控制体系的优化

在提高医院内部控制有效性方面,大多数观点都集中于依靠内部审计和外部审计来制约监督,保证内部控制的实施。事实上,内部审计和外部审计的独立性和权威性并不强,履行效果不佳。笔者提出,依靠治理结构的改善,促进医院落实内部控制才能真正保证内部控制活动的有效性。而这需要从产权制度改革、公立医院治理结构完善、相应内部控制机制环境建设步步推进。

(1)公立医院治理结构的完善

制度经济学理论提出,对经济发展起决定作用的是制度因素而非技术因素,有效率的经济组织是经济增长的关键。制度作为一种游戏规则,贯穿经济活动的始终,社会或行业只有建立起一套有效的制度安排,才能降低交易成本,并为经济活动提供足够的激励和约束,而有效的制度安排呼吁的正是公立医院治理结构的完善。

从理论上讲,产权制度改革是建立现代医院治理结构的前提和基础。产权制度导致了剩余索取权和收益分配权的产生,基于此,医院所有者和经营者之间的委托代理问题就必须通过系列制度安排,即医院治理结构来处理。在同样是公立医院为卫生服务体系主导的英国,公立医院就有一套董事会型的治理结构。医院由董事会领导,院长以及职能机构组成决策和指挥体系,医院的医师直接属于董事会管理,医院管理者只领导医师以外的组织,医院的经营管理问题通常是由医师组成的代表和管理者共同协商解决。而在我国,治理结构不完善凸显了我国医院产权模糊的无奈现实,但完善医院治理结构毫无疑问是当下医改的趋势。李文敏(2009)利用制度分析方法,对我国公立医院法人治理模式的路径依赖、委托代理关系模型和路径、模式的选择等问题进行研究,得出理事会型公立医院法人治理模式和行政分权型公立医院法人治理模式是符合我国现阶段国情的现实选择。自2012年起,公立医院改革纵深发展,由"局部试点"转向"全面推进"。可见,深入探索建立权责明确、管理高效、激励科学、监管有力的公立医院法人治理结构,成为公立医院改革的首要问题,这也验证了治理结构用于内部控制有效性提升的必然性。

(2) 依靠激励机制的内部控制促进

如果监督或约束是事后纠正,那么激励则是事先预防。依靠医院激励机制,促进内部控制的途径主要可包括以下几个方面:

①完善公立医院内部收入分配制度:激励的核心是将对个人效用最大化的追求,转化为对医院经济效益和社会效益的平衡兼顾。科学高效的医院内部激励机制必须涵盖医院管理者和员工,实施的手段可以是建立科学的薪酬激励机制。除了固定薪金之外,还可以采取其他的激励形式,如医院年金、公积金、养老金和退休金计划等。在合理充足的补偿激励下,医院领导及员工势必会加强内部控制的执行。

②完善医院院长的任免制度,加快经理人市场建设:目前我国对院长普遍实行的是行政任免制,即在任期内不管经营好坏,院长的风险责任很小。因此,必须确立严格的院长任免制度,对院长任期的经营目标进行考核,只有达到标准的院长才可以继续承担经营医院的职能。2012年3月,北京5家公立医院试点院长聘任制,开辟了医院经理人市场的先河。在竞争激烈的市场中,这种竞争使得院长有动力关注医院运营的每个环节,特别是承担监督控制使命的内部控制活动。此外,对于医院院长而言,他们一般非常注重自己的长期职业生涯声誉,声誉激励方式也是值得尝试的方式。

③建立经营者风险抵押制度:一般而言,较高的经营者报酬激励机制的实施,必须有与之配套的约束,否则会出现经营者领取高额年薪但对医院经营不善并不负责,从而无法实现应有的激励效果。经营者风险抵押制度作为一种有效的配套约束制度,其实现方式包括缴存现金抵押、实物资产抵押、年薪延期支付等形式。尽管这些方式在我国公立医院鲜有尝试,但也可以探索。

(3) 内部监督机制的完善

监督机制是治理结构的另一个重要构成层面,它是建立实施控制的行为方式。

在企业的治理结构中,存在专职的监督机关——监事会,它具有对公司董事会和经理层全面独立监督的权力。此外,董事会与股东会所掌控的职权任免权力也对内部管理人员形成威慑,起到了监督效果。同样,医院内部权力的分立与制衡也是设计内部可控制监督机制的一般原理。监督机制的落实在于内部控制管理机构,即监事会、审计委员会和医院内部审计部门。其中,监事会主要是负责对决策层和经营者控制执行的评价以及对审计委员会工作的评价和指导;审计委员会的工作重点集中在检查和评价关键内部控制指标制定及执行的有效性,检查和评价关键成员的责任、业绩与品质,以及监督内部审计部门,把内部控制目标与战略规划相衔接;内部审计部门的工作重心则放在基于业务性质和战略的内部控制评价指标体系的建立、日常内部控制执行的监督评价等工作上。这种层级安排,可将每个执行内部控制的主体同时归为被监督、被评价的客体,提高内部控制指标的编制和过程控制的效率和效果。

因此,一方面法人治理结构的确立非常重要,只有建立有效的法人治理结构,才能充分发挥公立医院理事会和监事会的监督职能;另一方面,在当下法人治理结构建设背景下,也可以考虑将充分发挥医院员工和工会的监督职能作为重要手段。员工作为医院的直接利益相关者,内部控制的好坏与其切身利益直接相关,有必要赋予其充分的监督权力,如可以推选出职工监事行使监督权。

(4) 医院内部控制披露机制的建立

严格内部控制制度体系和法律规范体系的逐步确立和完善,需要规范合理的医院外部治理环境作基础,否则很难自觉地建立与实施有效的内部控制系统。任何有利于经济发展的措施的执行,都需要有外部规范的推动与监督。在内部控制的披露方面,由于大众更关心的是医院运营的结果,即受托责任的履行情况,所以医院仍缺乏内部披露机制,目前并没有任何有关医院内部控制披露的报告,这也是直接导致医院内部控制执行力不强的原因。目前应该关注的是,建立信息化评价平台,在发展新的信息系统时应配备相应的人力和物力,同时加强组织内部沟通,明确员工的任务和控制的责任,善于接纳员工的建议。

以医院治理机制为基点分析,促进内部控制体系的完善,可以实现内部控制规范的建立、执行和评价监督方面都能落实到位。

7.2.3 声誉多方管理路径

在法律制度规范等正式制度的保障下,声誉的多方治理需要具体的措施来实现。笔者通过研究分析，以患者响应机制为视角，通过依靠声誉信息产生、传递和反馈的各个利益相关主体来实现声誉机制的有效运转。鉴于医疗领域声誉研究的有限性和医院以患者为中心的原则，前文在分析声誉机制时，尝试性地以患者响应为基础，力图精准地获取声誉的客观反映值和效果。但声誉的产生、传递和反馈这一动态循环过程离不开众多的利益相关者，所以本书在声誉提升过程和道德风险行为的治理活动中，以声誉发挥作用的外部制度保障为基础，依靠公立医院内部和外部环境中的各利益相关主体，如政府、第三方非营利组织等，共同参与声誉管理和道德风险行为的治理活动。

7.2.3.1 医院内部声誉治理机制

公立医院内部在进行治理时，可从内部规范制度的制定着手。内部规范与具有强制性的法律法规相比而言，其自由性和灵活性更高，且约束力度不如法律那么强。但内部规范的优势在于，它能对法律不可能规制的细节方面做出规定。制定内部规范的原则是体现声誉违约或执行的惩罚激励机制，使员工具有提升声誉的动力，保证其具有长远的声誉预期，这也是声誉机制形成和发挥作用的基础。如果医院或医院工作人员能够意识到博弈长期重复进行下去会给未来带来较大收益，那么为了获得长期收益或减少惩罚，医院或医院内部人员就会重视自己的声誉，从而克服机会主义行为的倾向。

（1）公立医院内部治理约束——声誉激励惩罚机制的加强

一般认为，对于道德风险行为的解决，关键是设计一个最优化的激励约束契约，使代理人在追求自身利益最大化的同时，也能实现委托人的效用最大化。公立医院和医务人员的很多违规行为是在政策体制存在诸多缺陷的背景下力求自我生存的无奈之举。鉴于此，仅有单向的约束力量是不够的，只有配合正向的激励才能实现声誉机制的完美发挥。具体的措施包括：可以在医院内部开展"个体声誉"评价，在《职工奖惩条例》、《职工年度考核考评方法》等规章中要明确声誉提升与职称评定、晋级、出国、进修等方面的关系并严格执行，用物质来激励医务人员职业道德水平的提高，这同公务员制度的"高薪养廉"是如出一辙的。目前公立医院医务人员道德风险行为的产生，很大程度上就是由于医务人员的付出与补偿的极不对等而导致的。通过这些激励约束手段，很大程度上能促进行为主体自发有动力地去实现个人和整个医院的声誉。

此外，在激励约束功能中，值得提出的是对公立医院管理者的声誉激励惩罚机制。目前我国公立医院的经理人制度并不完善，很多医院管理者的任命都是属于行政式的政府部门委任，并不存在医院管理者自由转换的市场，所以声誉约束功能在这方面发挥作用尚有待挖掘。可以尝试的是，建立公立医院的院长声誉测评发布平台，通过声誉形成院内外对院长的共同监督。

(2) 加强对医院履行职责的监督

首先，加强对公立医院的监督。尽管公立医院相比以前，从政府财政获取的资金比例下降很多，但无论如何，政府对其的政策支持力度一直是较高的，所以如何运用好这部分有形财力和无形权力资源应受到严格监督。对于理应体现公益性的财政资金部分，应配以相关的使用流向监督；公立医院运行绩效涉及成本的使用效率，也必须给予行政监督；对于公立医院的定价自主权，相关部门应按制度政策规定予以严格管制。

其次，加强对医院内部医务人员的监督。可建立医德形象定时评价的监督机制，比如在医院内部成立医德医风监督小组或成立医院伦理委员会，配合医方检查、监督院风、伦理道德法规的执行；加强舆论监督，利用广播、电视、杂志和报纸及医院的橱窗、医刊等宣传工具，表扬和宣传医德高尚、医风廉洁的先进个人和集体，揭露和抨击不良的医德医风事件，利用强大的社会舆论来制约医务人员的不道德行为。

(3) 建立声誉危机管理机制

声誉的形成是个动态博弈的过程，公立医院处在动态变化的环境中，如果其在经营管理中未能很好地处理与外界环境的动态关系，各要素必然存在不能协同的可能性，走至极端便会演化成为医院的负声誉，从而引发医院声誉危机等负面效应。从目前情况来看，由于医疗质量和服务质量问题引发的医院声誉危机，都降低了公立医院在社会公众心目中的信任感。因此，正视医院的声誉危机，加强声誉危机的防御，已成为公立医院声誉管理中不可或缺的重要组成部分。

①树立高度的声誉危机意识：所谓医院声誉危机，就是指某些突发事件引起医院在社会公众心目中的美誉度和信任度的下降。随着管理重心的前移，对于医院的声誉危机管理活动，最重要的不是声誉危机出现后的事后处理措施，而是事前的防范和事中的补救举措。因此，公立医院领导者应该把强烈的声誉危机意识直接融入到公立医院管理的理念之中，通过自上而下地普及，使之转化成为医院员工的共同思想和行为。一般而言，有高度声誉危机意识的医院和员工，在思想上会处于警戒的状态，在日常的工作中会自觉地防微杜渐、排除隐患，因而在声誉危机出现

时,工作人员也能够临危不乱,应对自如。

②设立声誉管理预警部门:在医院内部组织机构的设置上,配备声誉管理预警部门,建立专门的信息分析机构来及时跟踪和掌握影响医院声誉的外部环境动态,辨别可能导致声誉危机出现的原因和隐患,预测声誉危机发生的可能性,并且制定相应的预备防范措施。在国外,很多企业已经设置了专门的声誉管理部门,把声誉管理作为企业的一项重要工作,如英国电信公司(British Telecom)设有"企业声誉和社会政策部",开展日常声誉维护和提升的工作。我国企业界也已有过尝试,如红桃K集团为了发现可能存在的声誉隐患,成立了"信息情报处和末日管理研究所"。信息情报处专门收集各个媒体披露的有关国内外企业倒闭的各类消息,然后将这些信息提供给末日管理研究所进行研究,末日管理研究所则组织专家认真分析这些知名大企业由胜转衰的原因,以避免红桃K集团重蹈覆辙。此外,对医院来说,应有一套相关的声誉管理系统,使得公众的声誉评价能被反馈给公立医院,回归患者响应的根本作用。

③培养高素质的医院声誉危机管理队伍:同大型企业公关队伍参与危机管理一样,公立医院声誉的培育与管理研究也需要一支训练有素、精干有效的专业声誉危机管理队伍作为支撑。管理队伍作为软件资源,是医院声誉管理的组织保障。目前一些医院设立的"病人投诉办公室",就可以看作是声誉危机管理组织的一种表现形式。医院声誉危机管理队伍开展的工作包括:在正常情况下,声誉危机管理小组对医院内外环境进行实时监测,在广泛收集信息的基础上发现、分析存在的问题和隐患;对可能出现的声誉危机情况做出准确的预测,根据预测结果制定切实可行的声誉危机防范措施;监督防范措施的落实等后续工作;危机发生时,危机管理小组要起到指挥协调中心的作用,包括建立危机控制中心制定紧急应对方案,组织方案的实施,与媒体进行联系与沟通,减少危机事件对公众产生的不良影响,最终化解公众的疑虑与敌对情绪。

随着传播领域的发展,媒体对于信息的传播作用日益显现,而与信息密不可分的声誉机制作用的发挥也就自然而然地受到媒体的影响。媒体的正面报道会给公立医院带来鼓励,而负面报道则会更多地对公立医院产生压力。刘海龙(2011)研究了媒体曝光如何对经理人的行为及其对外界的反应起约束作用,他通过将媒体报道引入一个基于委托代理的简单声誉模型,得出媒体曝光的约束力度越大,经理人的企业社会责任投入增量就越大。从传播理论来看,当今世界已经进入自媒体时代,这更是给公立医院声誉的提升带来巨大挑战。具有平民化、多样化和互动性特性的"自媒体"流行,意味着普通大众有了分享他们自己的经历、传播他们自己新闻的新途径,使大众消费者从"旁观者"转变成为"当事人"。因此,媒体时代的到来,意味着公立医院必须有声誉管理的危机意识,确立和形成有效的声誉危机应对队伍。

7.2.3.2 外部参与的医院声誉治理机制

(1) 患者响应功能的体现

考虑到声誉机制参与主体——患者的响应作用,本研究添加了患者参与对于公立医院道德风险行为治理的途径。"公民自治"理念是在我国社会主义和谐社会的构建活动中提出来的,它与公民主体功能的发挥是相契合的,但是目前存在的问题是公民的自我维权意识(包括知情权等基本权利)较弱,社会提供的声誉作用平台并不完善,这些使得声誉的意识形态功能尚待发挥。因此,从意识上提高各类社会主体,包括患者在内的其他社会公众声誉管理的积极性,将能广泛地遏制公立医院的道德风险行为。

①为患者构建完善的声誉信息获取渠道,保证其知情权:我国一直以来都是由政府对公立医院实行绩效评价,而评价信息并不完全向公众公开,因此公众只能通过口头传播、媒体传播等方式获取医院的不完全信息,这样所取得的片面而不完整的信息很多时候会误导公众的理性选择。因此,要解决信息披露不完善的问题,就必须建立保障公众知情权的制度安排,防止声誉机制形同虚设。可以采取的措施包括:制定相应制度保证声誉信息的发布,完善各种公开办事制度,增加医院与公众间的透明度。

②为患者搭建反馈平台,保证其表达权:公立医院提供的医疗服务是公共产品,公益性的本质决定了公众有绝对的民主参与权利来共同督促公立医院履行职责。一般而言,单个公民的力量往往无法有效影响带有一定政府职能色彩的公立医院的行为,这也就出现了这样的情形,即公立医院在问题频发的情况下却总能在政府荫蔽下运行如旧。如此,公众会逐渐失去理性表达的动力,他们往往会在处理侵犯其利益的事件时,倾向通过非理性的方式解决。为了解决个人表达力量微弱的问题,可以尝试将分散的个人集合起来,提供保证其参与的渠道,如公众可以通过座谈会、听证会、协商等方式将他们对公立医院的期望表达输送给政府,通过政府或其他有权威的组织来督促公立医院的行为改进,这是目前"医政不分"情况下可以尝试的有效途径。

③加强公民道德建设,提高患者理性参与的积极性:医患之间日益频发的纠纷

是亟待解决的现实问题。但是,谁来参与解决、从何种角度解决都是值得商榷的。这里探讨的是公众参与的解决方式,因此积极倡导公民道德建设就成为重要的问题。声誉机制作为公众可选择的参与方式,其广泛传播性也恰能发挥公众参与的优势。但是,声誉机制的发挥也需要患者等的理性参与,因而公民道德建设将有助于提高其进行声誉管理的理性和积极性。道德建设的作用在于,一方面,激发公民参与公立医院声誉评估和建设的主动性,发挥公众响应的功能;另一方面,通过公民整体道德素质的提高塑造良好的社会环境,为公众树立理性解决医疗纠纷和矛盾的意识。

(2) 第三方治理的介入

如果说上文的公众参与在声誉机制中是起到扮演"公正监督人"的直接角色作用的话,那么第三方组织的介入便是重要的间接角色,即服务于声誉作用发挥的平台和中间传输渠道的建设。

第三方组织又可称为第三部门,是指除政府和营利性机构以外的一切社会组织,在我国,公民社会组织、民间组织、非营利组织、中介组织和社会团体等概念一般都可以与其通用。它具有如下特征:①组织性,即要有正式组织或常设机构;②民间性,即在体制上独立于政府;③非营利性,即不以营利为目的,且受到不可分配约束;④自治性,即具备充分自主权;⑤志愿性,即自愿参与而非强制参与。第三方组织的参与优势可以从经济学角度来解释。博弈论认为,引进第三方博弈主体可以有效改变博弈的进程和结果。因为在新的博弈格局中,由于第三方博弈主体的介入,参与人拥有的信息和所处的地位都会发生变化,进而参与人的支付矩阵也会发生变化,并最终改变所有博弈参与主体的收益情况。一般而言,第三部门由于在某一领域掌握了极其专业的知识和理论,又由于受到不可分配约束,即不能把获取的净收益分配给对该组织实施控制的个体,因而参与主体会为了维护公共利益而充满热情。在日本,围绕药品的民间组织多如牛毛,但市场上存在的每一种药品,都能轻易找到精通其各方面技术和经营指标的民间组织。因此在日本,任何一种药品定价的听证会都是这些民间组织作为消费者代表出席,他们真正起到了有效地防范定价过高的现象出现。

第三方组织对于声誉机制作用发挥的必要性在于:一方面,能解决因信息隐蔽而无法有效发挥声誉机制作用的问题;另一方面,它能作为保证惩罚机制有效实施的中间力量。因为在与另一方博弈的过程中,如果一方处于弱势,那么无论是断绝关系还是采取相同的手段进行报复,弱势方的损失都有可能更大,那如何确保在这种关系下合作均衡能够形成使得声誉作用仍能发挥呢？第三方治理机制就是有效的途径，它能对非合作方进行惩罚，从而维持高效率均衡。作为第三方的声誉评价机构的独立性程度将会影响到声誉机制的发挥，这里借鉴了国外设立独立性质评价机构的做法，提出引入第三方独立评价组织介入声誉评价活动。第三方独立评价组织开展的主要活动包括：有效地推进医疗服务相关信息的披露，依据前面两章中所得到的包括医疗服务质量等在内的声誉评价指标体系对公立医院进行客观公正的评价。为改变政府卫生部门与医院开办、管理和监督"医政不分"的状况，保证声誉评价和获取的独立性与公平性，可从以下方面开展工作：

①设立公立医院声誉指标体系评定委员会：公立医院声誉指标体系评定委员会的作用在于，构建全面有效的公立医院声誉指标体系。出于政策环境下公立医院与政府间的关系，仍建议由政府出面，筹划建立评定委员会。但需要注意的是，评定委员会在属性上应仍旧属于社会法人组织，平行于卫生行政部门等其他政府机构，由此才能实现职权的互不干涉，保障工作的正常开展。在内部组织结构设置上，该委员会可由专家学者、政府工作人员等共同参与日常工作，切实加强医院声誉测评体制的机制建设，共同制定动态完善的声誉测评体系。

②建设政府支持的声誉信息披露平台：在客观指标体系确立的基础上，进一步的工作就是获取按照指标体系评价后的声誉值。由于声誉的评价本质上是对公立医院的监督，首先医院自测是不可行的，其次"医政不分"依旧决定这一工作的低真实性，因此，为保证信息反馈工作的客观、真实和有效，需要设立第三方的声誉测评机构。但是我国第三方组织的生存与发展环境并不理想，包括政策支持、财力运转等在内的客观因素都限制了这些第三方组织的发展。所以，同评定委员会一样，声誉信息披露平台也离不开政府的支持，政府可以对其给予财政补助，同时也应该允许其设立相应的配套营利机制。平台的建设意味着人力资源和物力资源的投入，需要引进相应的信息公布技术资源和科技人才支撑。在这方面可以借鉴企业声誉发布的建设活动，如美国市场调研公司哈里斯互动（Harris Interactive）的声誉排行榜、各杂志和报刊所发布的关于企业声誉的排名等。这些发布机构尽管都是非官方性质的，但是对于声誉测定互动的开展经验却有多年积累，包括商业性质机构、非营利性机构在内的各个组织对这一活动的开展都有非常重要的作用。

从国外的实践来看，政府特别强调第三部门在医疗卫生体系中的作用，如德国的医疗管制机构就组建了包括疾病基金协会、医院协会和医生协会等非营利组织，由此来加强对行业的监控。但从我国的情况来看，尽管我国医疗卫生领域也陆续出现了大量的第三部门,如一些涉及健康咨询和维护的协会,但这些协会与政府的利益关系决定了其很难保持客观中立。虽然政府一再鼓励行业协会等社会组织和个人对医疗机构的绩效进行独立评价和监督,但是目前支持第三部门发展所必要的法律制度、社会支持、文化背景还不够健全成熟;市场经济发育程度还较低,社会的自治传统与公民参与意识、权利意识仍旧较差;官办性质浓厚,自主性和自治性不足;组织的管理能力、创新能力较差;条块分割严重。鉴于第三方组织发展的滞后环境,必须采取有效的措施积极促进第三部门发展。这其中最根本的就是要为非营利部门的全面发展提供一套完整的制度框架,这一框架的基本内容应包括:非营利性质的界定、非营利组织的法人资格确定、非营利组织免税资格的认定、非营利组织法人治理结构的建立等。

声誉机制功能矩阵的建立离不开政府、医院主体和患者等社会公众的共同努力参与。尽管声誉机制需要长时间才能发挥作用,但是相信通过全社会的不懈努力,各主体参与声誉管理的积极性会越来越高。然而,我们也要清楚地看到,任何制度安排都有其局限性或缺陷。在某些环境中,即便是建立了声誉机制,其作用发挥也并不那么明显。因为声誉机制的作用范围是有其条件限制的,而在现实中这些条件是很难具备的,如信息不对称和契约的不完备性等客观存在的情况。因此,为解决信息不对称和不完备契约条件下声誉机制作用的局限性,就需要通过社会强制性制度安排来约束当事人的行为,利用其他治理道德风险行为的制度安排,如道德治理机制、法律制度安排、产权制度安排、信用文化的重建等,与声誉制度互相配合、互相促进。

7.2.4 伦理道德治理机制

公立医院道德风险行为的产生很大程度上反映了部分医务人员的医德缺失,缺乏基本的道德自律。因此,从伦理道德治理机制出发,归根到底乃是道德风险问题解决的最高层次的方法。道德一直以来都被视为是形而上的东西,道德要求对于企业和医院来说都属于较高层次的要求,其难以实现性导致医院并不将其作为必尽的社会责任。范涌等(2001)指出:"以往的公司治理偏重制度的建立而忽略道德的规范。我们认为,适当的规则应该既包括刚性的制度约束,也包括柔性的人性治理……这才能够最大限度地克服管理腐败。"李万明(2002)认为,现有的公司法人治理结构不足以防范董事及总经理的"败德"行为,加强道德建设,特别是经营管理层人员的道德素质培养是委托代理经营成功的基础。著名学者张维迎教授也指出,在法律不及的边缘,道德是唯一的屏障。同样对公立医院法人主体而言,道德治理依旧是医院道德风险治理的基石,且医疗行业被赋予的特殊神圣使命更是要求公立医院应加强道德建设。

道德伦理是意识形态的基本组成部分,"意识形态是使个人和集团行为范式符合理性的智力成果;作为一种节省成本的方法,个人用它来与外界协调,能使决策过程简化"。道德意识作为一种价值观念,一旦形成以后就具有相对的稳定性,并对人们的行为发挥较稳定且较强的指导作用,而人们的这种道德意识一旦积淀为某种无意识,就成为如同黑格尔所说的人的"第二天性",变为一种道德行为习惯以后,更具有根深蒂固性。正是在这个层面上,道德意识、道德行为习惯与其他社会心理和社会行为相比,能表现出更大的稳定性和长期性。但是,道德如亚里士多德、康德以及黑格尔所反复强调的那样,并不仅是一种理性认识,更是一种理性实践。人们的道德认识与现实的道德行为之间存在着重要的差别,很多人有此知但未必践此行。因此,关键要做的是将道德意识提升至道德治理日程上。

道德治理,就是通过计划、组织、领导、控制等管理职能,制定并达到组织希望的道德目标,以尽可能好的效果和高的效率实现组织各相关者利益的过程。在关于道德治理的研究中,以企业为主体的道德治理研究较多较成熟,但在医疗卫生领域尚匮乏,因此这里借鉴企业的研究成果。但关于道德治理的具体模式,笔者认为并没有固定具体的手段和方法可言,因为道德治理所针对的正是客观环境的复杂性,而这一复杂性意味着道德治理的固有模式并不能解决所有的现实难题。但是,道德治理包含几个共同要素,遵循一些具体原则:①树立高尚远大的医院目标;②在医院上下灌输共同的伦理价值观;③有正式的医院伦理计划、方案和伦理控制系统;④遵循多维的伦理规范;⑤建立医院道德决策机制;⑥提高信息披露的透明度。可以看出,这些带有纲领性和战略性特征的要素原则,对于公立医院伦理道德机制的建立提出了较高要求。

在具体实践措施上,公立医院可以成立伦理委员会,制定并落实伦理计划的实施;形成伦理控制系统,为员工报告伦理问题提供渠道,协助管理人员制定伦理培训计划、监控执行等;建立和完善医德形象的运行机制,可以通过建立领导示范的工作机制,由领导率先垂范,带动整个医院的医德医风建设工作;建立医院内部员工和领导在内的道德档案,对其形成长期的道德约束;不断开展文化建设活动,向医院内部组织灌输有关声誉重要性的意识形态教育。可见,以道德伦理机制去治理涵盖面广的医院道德风险问题不仅是合理的,而且是必要的。这些道德活动最终要实现的是增强公立医院的道德伦理偏好,即一方面培养医疗服务提供者个人强烈的社会责任感和正确的经济伦理价值观,使其主动克制自身机会主义行为;另一方面驱动医院整体道德文化建设,建立健全行业自律组织制度,强化行业自律行为,践行以希波克拉底誓言为根基的医德规范。通过这些由内而外的驱动,势必能从主体意识上遏制道德风险的产生。

附表1　公立医院声誉评价指标调查问卷1

一、基本信息（请在您符合的信息选项上打上"√"）

1. 您所在公立医院的名称：
2. 您的住地：　□城镇　　　　□农村
3. 您的年龄为：□25岁以下　□25～39岁　□40～60岁　□60岁以上
4. 您的最高学历为：□高中以下　□高中/中专　□大专　□本科　□研究生及以上
5. 付费类别：　□自费　　　　□公费医疗　　□城镇基本医疗保险
　　　　　　　□农村合作医疗　□其他商业医疗保险
6. 月收入：　□1 000元及以下　□1 001～2 000元　□2 001～3 000元
　　　　　　□3 001～4 000元　□4 000元以上

二、填写说明（请在每一项目后最能代表您意见的选项上打上"√"）

    1. 本问卷中的公立医院声誉指：您根据自身经历或间接信息感觉到的，对公立医院的总体印象和评价，是公立医院各个方面的综合反映。

    2. 以下量表包含了目前评价公立医院的一些指标，您需要对这些指标作为公立医院声誉评价的合适程度进行评价。

	具体指标	作为公立医院声誉评价指标的合适程度				
		很不适合	不太适合	中等适合	比较适合	非常适合
1	医务人员的专业技术水平	1	2	3	4	5
2	医院检查设备的先进性	1	2	3	4	5
3	医院分科细致度和专业性强度	1	2	3	4	5
4	健康教育效果（如对慢性病的知识普及）	1	2	3	4	5
5	维护患者的合法权益（隐私权、知情同意权等）	1	2	3	4	5
6	医务人员的态度	1	2	3	4	5

续表

具体指标	作为公立医院声誉评价指标的合适程度				
	很不适合	不太适合	中等适合	比较适合	非常适合
7 院内感染控制情况	1	2	3	4	5
8 给患者提供的就医环境（安全、干净、有序）	1	2	3	4	5
9 医院能及时处理患者的抱怨和投诉	1	2	3	4	5
10 医院遵守各项规章制度的情况	1	2	3	4	5
11 医务人员的工作效率	1	2	3	4	5
12 医院管理支出的合理度	1	2	3	4	5
13 必需检查设备的使用效率	1	2	3	4	5
14 床位使用效率	1	2	3	4	5
15 医院收费情况的透明合理度	1	2	3	4	5
16 进入医院获取治疗的便捷程度（就医距离等）	1	2	3	4	5
17 医疗费用情况（包括门诊挂号费、检查费、手术费和住院费等）	1	2	3	4	5
18 药品价格情况（药价合理，兼顾疗效和经济性）	1	2	3	4	5
19 开发创新医疗服务等的成果	1	2	3	4	5
20 医院科研教学和人才培养	1	2	3	4	5
21 医院与其他同类医疗机构的竞争能力	1	2	3	4	5
22 与其他医疗机构的合作情况	1	2	3	4	5
23 减免贫困患者的医疗费用情况	1	2	3	4	5
24 承担公共卫生及突发公共卫生事件的救援表现（如地震等救援）	1	2	3	4	5
25 对基层卫生服务机构进行指导	1	2	3	4	5
26 免费下乡体检义诊	1	2	3	4	5
27 为社区提供健康教育宣传	1	2	3	4	5

再次感谢您的合作！

附表2　公立医院声誉评价指标调查问卷2

一、基本信息（请在您符合的信息选项上打上"√"）

1. 您所在公立医院的名称：
2. 您的住地：　□城镇　　　　　□农村
3. 您的年龄为：□25岁以下　□25～39岁　□40～60岁　□60岁以上
4. 您的最高学历为：□高中以下　□高中/中专　□大专　□本科　□研究生及以上
5. 付费类别：　□自费　　　　　□公费医疗　　　□城镇基本医疗保险
　　　　　　　□农村合作医疗　□其他商业医疗保险
6. 月收入：　□1 000元及以下　□1 001～2 000元　□2 001～3 000元
　　　　　　□3 001～4 000元　□4 000元以上

二、填写说明（请在每一项目后最能代表您意见的选项上打上"√"）

　　1. 本问卷中的公立医院声誉指：您根据自身经历或间接信息感觉到的，对医院的总体印象和评价，是医院各个方面的综合反映。

　　2. 以下量表包含了目前评价公立医院的一些指标，您需要对这些指标作为公立医院声誉评价的合适程度进行评价。

	具体指标	作为公立医院声誉评价指标的合适程度				
		很不适合	不太适合	中等适合	比较适合	非常适合
1	医务人员的专业技术水平	1	2	3	4	5
2	医院检查设备的先进性	1	2	3	4	5
3	医院分科细致度和专业性强度	1	2	3	4	5
4	健康教育效果（如对慢性病的知识普及）	1	2	3	4	5
5	给患者提供的就医环境（安全、干净、有序）	1	2	3	4	5
6	维护患者的合法权益（隐私权、知情同意权等）	1	2	3	4	5

续表

具体指标	作为公立医院声誉评价指标的合适程度				
	很不适合	不太适合	中等适合	比较适合	非常适合
7 医院能及时处理患者的抱怨和投诉	1	2	3	4	5
8 医务人员的态度	1	2	3	4	5
9 医院收费情况的透明合理度	1	2	3	4	5
10 进入医院获取治疗的便捷程度(就医距离等)	1	2	3	4	5
11 医疗费用情况(包括门诊挂号费、检查费、手术费和住院费等)	1	2	3	4	5
12 药品价格情况(药价合理,兼顾疗效和经济性)	1	2	3	4	5
13 医务人员的工作效率	1	2	3	4	5
14 医院管理支出的合理度	1	2	3	4	5
15 必须检查设备的使用效率	1	2	3	4	5
16 床位使用效率	1	2	3	4	5
17 减免贫困患者的医疗费用情况	1	2	3	4	5
18 承担公共卫生及突发公共卫生事件的救援表现(如地震等救援)	1	2	3	4	5
19 免费下乡体检义诊	1	2	3	4	5
20 开发创新医疗服务等的成果	1	2	3	4	5
21 医院科研教学和人才培养	1	2	3	4	5
22 医院与其他同类医疗机构的竞争能力	1	2	3	4	5
23 与其他医疗机构的合作情况	1	2	3	4	5

再次感谢您的合作!

注:附表1为初始确立量表,附表2为最终确立量表。

参 考 文 献

[1] Abratt R. A New Approach to the Corporate Image:Management Process[J]. Journal of Marketing Management,1989,5(1):63-76.

[2] Afzali HH,Moss JR,Mahmood MA. A Conceptual Framework for Selecting the Most Appropriate Variables for Measuring Hospital Efficiency with a Focus on Iranian Public Hospitals[J]. Health Services Management Research,2009,22(2):82-91.

[3] Arrow KJ. Uncertainty and the Welfare Economics of Medical Care[J]. American Economic Review,1963,53(5):941-973.

[4] Beren G,Van Riel CBM,Bruggen GHV. Corporate Associations and Consumer Product Responses:The Moderating Role of Corporate Brand Dominance[J]. Journal of Marketing,2005(69):32-48.

[5] Berens G,Van Riel CBM. Corporate Associations in the Academic Literature:Three Main Streams of Thought in the Reputation Measurement Literature[J]. Corporate Reputation Review,2004,7(2):161-179.

[6] Berger IE,Cunningham PH,Drumwright ME. Mainstreaming Corporate Social Responsibility:Developing Markets of Virtue[J]. California Management Review,2007,49(4):132-157.

[7] Blumenthal D. Quality of Care-What Is It? [J]. New England Journal of Medicine,1996,335:891-894.

[8] Chun R,Davies G. The Influence of Corporate Character on Customers and Employees:Exploring Similarities and Differences[J]. Journal of Academy of Marketing Science,2006,34(2):138-146.

[9] Chun R. Corporate Reputation:Meaning and Measurement[J]. International Journal of Management Reviews,2005,7(2):91-109.

[10] Crosby LA, Evans KA, Cowles D. Relationship Quality in Services Selling: An Interpersonal Influence Perspective[J]. Journal of Marketing, 1990, 54(3): 68-81.

[11] Davies G, Chun R, Silva R, et al. The Personification Metaphor as a Measurement Approach for Corporate Reputation[J]. Corporate Reputation Review, 2001, 4(2): 113-127.

[12] Diamond D. Reputation Acquisition in Debt Market[J]. Journal of Political Economy, 1989, 97(4): 828-862.

[13] Dowling GR. Corporate Reputation: Strategies for Developing the Corporate Brand[M]. London: Kogan Page, 1994.

[14] Evans RG. Supplier-Induced Demand: Some Empirical Evidence and Implications[M]. London: Macmillan, 1974.

[15] Fama, Eugene F. Agency Problems and the Theory of the Firm[J]. The Journal of Political Economy, 1980, 88(2): 288-307.

[16] Fishbein M, Ajzen I. Belief, Attitude, Intention and Behavior: An Introduction to Theory and Research[M]. Boston: Addison Wesley Pub. Co, 1975.

[17] Fombrun C, Shanley M. What's in a Name? Reputation Building and Corporate Strategy[J]. Academy of Management Journal, 1990, 33(2): 233-258.

[18] Fombrun CJ, Van Riel CBM. The Reputational Landscape[J]. Corporate Reputation Review, 1998, 1: 5-14.

[19] Freeman. Strategic Management: A Stakeholder Approach[M]. Boston Pitman, 1984, 10(8): 30-33.

[20] Fryxell GF, Wang J. The Fortune Corporate "Reputation" Index: Reputation for What[J]. Journal of Management, 1994, 20(1): 1-14.

[21] Geyskens I, Stecnkamp JB, Kumar N. Generalizations about Trust in Marketing Channel Relationships Using Meta-analysis[J]. International Journal of Research in Marketing, 1998, 15(3): 222-248.

[22] Gotsi M, Wilson AM. Corporate Reputation: Seeking a Definition[J]. Corporate Communications, 2001, 6(1): 24-30.

[23] Groenland EAG. Qualitative Research to Validate the RQ-Dimensions[J]. Corporate Reputation Review, 2002, 4(4): 308-315.

[24] Grossman S, Stiglitz J. On the Impossibility of Informationally Efficient Markets[J]. American Economic Review,1980,70:393-408.

[25] Hatch MJ, Schultz M. Are the Strategic Stars Aligned for Your Corporate Brand? [J]. Harvard Business Review,2001,79(2):128-134.

[26] Heal G. Do Bad Products Drive Out Good? [J]. Quarterly Journal of Economics,1976,90:503.

[27] Holmstrom B. Managerial Incentive Problems: A Dynamic Perspective[J]. Review of Economic Studies,1999,66(1):169-182.

[28] Holmstrom B. Moral Hazard in Teams[J]. The Bell Journal of Economics,2004,13(2):324-340.

[29] Howell MD. A 37-year-old Man Tries to Choose a High-quality Hospital Review of Hospital Quality Indicators[J]. Clinician's Corner,JAMA,2009,302(21):2353-2360.

[30] Hutton JG. Reputation Management: The New Face of Corporate Public Relations[J]. Public Relations Review,2001,27(3):247-261.

[31] Kandori M. Social Norm and Community Enforcement[J]. Review of Economic Studies,1992(59):63-80.

[32] Karen Cravens, Elizabeth, Sridhar. The Reputation Index: Measuring and Managing Corporate Reputation[J]. European Management Journal,2003,21(2):201-212.

[33] Kreps D. Corporate Culture and Economic Theory[A]. J,Perspectives on Positive Political Economy. Cambridge:Cambridge University Press,1990.

[34] Kreps DM, Milgrom P, Roberts J, et al. Rational Cooperation in the Finitely Repeated Prisons Dilemma [J]. Journal of Economic Theory, 1982, 27: 245-252.

[35] Levin J. Relational Incentive Contracts[J]. The American Economic Review,2003,93(3):835-857.

[36] Luo XM, Bhattacharya CB. Corporate Social Responsibility,Customer Satisfaction, and Market Value[J]. Journal of Marketing,2006,70:1-18.

[37] Mahon JF, Wartick SL. Dealing with Stakeholders: How Reputation, Credibility and Framing Influence the Game[J]. Corporate Reputation Review,

2003,6(1):19-35.

[38] Manfred S. Components and Parameters of Corporate Reputation: An Empirical Study[J]. Schmalenbach Business Review,2004,56(1):46-72.

[39] Mazursky D,Jacoby J. Exploring the Development of Store Images[J]. Journal of Retailing,1986,62(2):145-165.

[40] Merrill SB. Investigation of a Measure of Hospital Reputation[D]. Temple University,2000.

[41] Mishra DP. The Conceptualization and Measurement of Suppliers' Reputation Display in Asymmetric Marketing Relationships[J]. Journal of Market Focused Management,1998,3(2):123-150.

[42] Newell SJ,Goldsmith RE. The Development of a Scale to Measure Perceived Corporate Credibility [J]. Journal of Business Research, 2001, 52 (3): 235-247.

[43] Nguyen N, Leblanc G. Corporate Image and Corporate Reputation in Customer's Retention Decisions in Services[J]. Journal of Retailing and Consumer Services,2001,8(1):22-36.

[44] Nooteboom B, Begrer H, Noorderhaven NG. Effects of Trust and Governance on Relational Risk[J]. Academy of Management Journal,1997,40(2):308-338.

[45] Passow T,Fehlmann R,Grahlow H. Country Reputation-From Measurement to Management: The Case of Liechtenstein[J]. Corporate Reputation Review,2005,7(4):309-317.

[46] Richard LO. Whence Consumer Loyalty? [J]. Journal of Marketing,1999,63(Special Issue):33-34.

[47] Rootman, Goodstadt, Hyndman B, et al. Evaluation in Health Promotion: Principles and Perspectives[M]. Copenhagen: European Regional Office of the World Health Organization,2001.

[48] Sen S, Bhattacharya CB. Does Doing Good Always Lead to Doing Better? Consumer Reactions to Corporate Social Responsibility[J]. Journal of Marketing Research,2001,38(2):225-243.

[49] Sirdeshmukh D, Singh J, Sabol B. Consumer Trust, Value, and Loyalty in

Relational Exchanges[J]. Journal of Marketing,2002,66(1):15-37.

[50] Tadelis. What's in Name? Reputation as a Tradable Asset[J]. American Economic Review,1999,89(3):548-563.

[51] Thomson Reuters. 100 Top Hospitals: National Benchmarks 2008 Study [R]. 2009,6(8):54.

[52] Uzzi B. Social Structure and Competition in Interfirm Network: The Paradox of Embeddedness[J]. Administrative Science Quarterly,1997,42(1):35-67.

[53] World Health Organization. Standards for Health Promotion in Hospitals: Development of Indicators for A Self-assessment Tool[M]. Copenhagen: The Organization,2004.

[54] 安鹏,李晶彦.寻租行为探究——信息博弈模型下寻租分析[J].重庆邮电学院学报(社会科学版),2004,4:38-41.

[55] 布坎南.自由市场和国家[M].北京:北京京剧院出版社,1998.

[56] 曹建文,刘越泽.医院管理学[M].上海:复旦大学出版社,2010:1-7.

[57] 陈静.激励制度中的声誉激励[J].工业技术经济,2005,24(9):94-98.

[58] 陈柳红.门诊患者就医影响因素的调查分析[J].牡丹江医学院学报,2007,28(3):57-58.

[59] 程新生.公司治理、内部控制、组织结构互动关系研究[J].会计研究,2004(4):14-18.

[60] 邓超,侯建明.对医疗保险中道德风险及其约束机制的探讨[J].金融与经济,2005(4):35-37.

[61] 邓晓辉.企业研究新视角:企业声誉理论[J].外国经济与管理,2004(6):14-19.

[62] 董云萍,夏冕,张文斌.国外公立医院管理体制及公益性制度安排对我国的借鉴意义[J].医学与社会,2010,23(2):1-3.

[63] 范克新.社会学定量方法[M].南京:南京大学出版社,2004.

[64] 范全彬.医疗保险中道德风险的诱因分析[D].北京:中国人民大学,2006.

[65] 范涌,李垣,管黎华.公司治理:制度与人性的结合[J].西安交通大学学报,2001,1:68-72.

[66] 范瑛,平新乔.工资合约、灰色收入和职业生涯考虑[J].经济学,2004,3(3):679-701.

[67] 高洁. 论激励制度中的声誉和控制权分配[J]. 生产力研究,2004,8:157-159.

[68] 高强. 发展医疗卫生事业,为构建社会主义和谐社会做贡献[R]. 2005.

[69] 高兆明. 应当重视"道德风险"研究[J]. 浙江社会科学,2000,3:109-113.

[70] 戈文鲁,葛洪刚,兰迎春. 治理我国医疗服务领域供方道德风险的策略研究[J]. 中国卫生政策研究,2010,2(4):57-62.

[71] 葛延风,王晓明. 对中国医疗服务体系建设和有关改革的反思与建议[R]. 国务院发展研究中心医疗体制改革报告,2003.

[72] 龚向光,杨闽红. 公立医院发展中存在的问题[N]. 中国中医药报,2004-11-26.

[73] 龚杨达. 企业声誉对顾客忠诚的作用机制研究[D]. 杭州:浙江大学,2006.

[74] 国彦兵. 新制度经济学[M]. 上海:立信会计出版社,2006.

[75] 韩兴武. 企业声誉的提升与维护[J]. 经济论坛,2004,11:75-76.

[76] 郝模. 医药卫生改革相关政策问题研究[M]. 北京:科学出版社,2009.

[77] 姜磊. 声誉、法治与银行道德风险治理[M]. 北京:经济科学出版社,2008.

[78] 姜涛. 企业家声誉形成机理及其驱动因素研究——基于新的声誉结构观[D]. 杭州:浙江大学,2010.

[79] 姜新旺,黄劲松. 社会医疗保险中医方道德风险的防范与控制[J]. 软科学,2005,19(1):60-63.

[80] 金立印. 企业社会责任运动测评指标体系实证研究[J]. 中国工业经济,2006(6):114-120.

[81] 李春琦. 国有企业经营者的声誉激励问题研究[J]. 财经研究,2002,12:50-55.

[82] 李洁,丁喜刚. 公司声誉比业绩更重要[J]. 政工研究动态,2004,4:21.

[83] 李凌,王翔. 隐性合同、内生信任和人力资本[J]. 上海经济研究,2008,12:42-51.

[84] 李万明. 企业"道德风险"的机理与防范[J]. 管理现代化,2002,6:33-35.

[85] 李文敏. 我国公立医院法人治理及其路径研究[D]. 武汉:华中科技大学,2009.

[86] 李文忠. 医疗服务市场的道德风险和声誉机制研究[J]. 中国卫生经济,2008,27(10):23-26.

[87] 李致平,董梅生. 腐败的三方动态博弈模型及其治理对策[J]. 运筹与管理,

2003,12(3):27-31.

[88] 刘海龙.媒体参与企业社会责任治理:基于经理人声誉的分析[J].WTO经济导刊,2011,4:77-79.

[89] 刘建秋.会计诚信契约:理论构架与实现路径研究[D].长沙:中南大学,2006.

[90] 刘军.管理研究方法原理与应用[M].北京:中国人民大学出版社,2008.

[91] 刘莉,班肖仲.医疗机构绩效评价考核指标体系的研究[J].中国卫生经济,2004,23(2):5-7.

[92] 刘威,陶敏芳.医院绩效评估实践的发展[J].中国医院管理,2011,31(3):5-7.

[93] 刘威.创建与培育医院声誉[J].江苏卫生事业管理,2002(3):33-34.

[94] 刘显玉,徐鹤良.医院声誉管理初探[J].医学与社会,2004(2):59-60.

[95] 刘欣怡,黄海.基于KMRW声誉模型的医师声誉机制分析[J].解放军医院管理杂志,2012,19(5):416-418.

[96] 刘志刚.消费者视角的企业声誉定量评价模型研究——基于杭州饮料行业的分析[D].杭州:浙江大学,2005:19-20.

[97] 卢现祥,朱巧玲.新制度经济学[M].北京:北京大学出版社,2010.

[98] 罗力.中国公立医院改革——关注运行机制和制度环境[M].上海:复旦大学出版社,2010.

[99] 马力,齐善鸿.道德治理——公司治理的基石[J].浙江社会科学,2005,5:79-82.

[100] 曼瑟尔·奥尔森.集体行动的逻辑[M].上海:上海三联书店,1995.

[101] 毛寿龙.政治社会学[M].北京:中国社会科学出版社,2002.

[102] 梅世云.论金融道德风险[D].长沙:湖南师范大学,2009:187-190.

[103] 孟令国.基于成就动机的隐性激励机制[J].工业技术经济,2007,26(8):131-133.

[104] 苗卫军,陶红兵.对公立医院公益性的内涵及外延的分析[J].医学与社会,2009,4:28-29.

[105] 缪荣,茅宁.公司声誉的形成机制[J].经济管理,2006,15:43-46.

[106] 缪荣,茅宁.中国公司声誉测量指标构建的实证研究[J].南开管理评论,2007,10(1):91-98.

[107] 莫家豪.新自由主义与亚洲高等教育发展——呼唤当代大学"公共意识"的

回归[J]. 教育发展研究,2007,21:41-45.

[108] 诺思. 经济史上的结构和变革[M]. 北京:商务印书馆,1992.

[109] 诺思. 制度、制度变迁与经济绩效[M]. 上海:上海三联书店,1994.

[110] 潘多拉. 葛兰素史克商贿案是一块试金石[J]. 中国卫生人才,2013,8:17.

[111] 潘琳. 基于消费者声誉视角的卖场声誉和绩效关系研究——两类IT卖场的比较[D]. 杭州:浙江大学,2007.

[112] 潘勇. 论声誉管理的内在机理——兼论网络市场声誉管理的特殊性[J]. 管理科学,2003,16(4):21-24.

[113] 彭云,方萃珍. 网络视角下的医院品牌建设[J]. 华西医学,2009,24(6):1504-1505.

[114] 亓莱滨. 李克特量表的统计学分析与模糊综合评判[J]. 山东科学,2006,19(2):18-28.

[115] 邱皓政. 结构方程模型的原理与应用[M]. 重庆:重庆大学出版社,2009.

[116] 石建伟,高山. 我国公立医院自下而上声誉测评机制探讨[J]. 中国医院管理,2011,3:8-10.

[117] 苏国勋,刘小枫. 社会理论的诸理论:帕克的集体行为理论[M]. 上海:上海三联书店,2005.

[118] 汤敏,茅于轼. 现代经济学前沿专题. 第二集[M]. 北京:商务印书馆,1996.

[119] 唐炜,李慧君. 古代儒家思想与现代公司治理[J]. 华东交通大学学报,2003,6:16-20.

[120] 特别报道. 医院评审之路[J]. 国际医药卫生导报,2001,11:3-4.

[121] 屠立峰. 自媒体时代企业声誉保卫之策略研究[J]. 中国商贸,2011,2:248-249.

[122] 汪丹梅,唐宝国,王岚. 大型综合医院内部控制制度建设探讨[J]. 中国医院管理,2012,32(2):54-56.

[123] 王朝英,王承馨,于润吉. 医院经营方式应体现公益性原则[J]. 中国卫生经济,2006,7(7):66-67.

[124] 王锦锦. 论社会医疗保险中的道德风险及其制度消解[J]. 人口与经济,2007,3:62-66.

[125] 王进援. 医院声誉的竞争价值[J]. 现代医院,2002(2):42-43.

[126] 王静梅,高山. 基于KMRW博弈模型的我国公立医院声誉治理[J]. 卫生经

济研究,2009,12:15-17.

[127] 王静梅,高山.基于法人治理的我国公立医院道德风险控制[J].现代医院管理,2009,12(6):1-3.

[128] 王丽芝.医院声誉管理的研究[D].广州:第一军医大学,2002:24-42.

[129] 王淑玲.医院声誉测评及管理对策研究[D].杭州:浙江大学,2006.

[130] 王信川.要价死结[N].经济,2005-10-13.

[131] 王长青.公立医院体制改革的理论分析与实证研究[D].武汉:华中科技大学,2007.

[132] 卫生部.医院管理评价指南[M].北京:中国法制出版社,2008.

[133] 吴凯.我国公立医院改革与发展的思考[J].中医管理杂志,2003,12:11-14.

[134] 吴明隆.SPSS统计应用实务:问卷分析与应用统计[M].北京:科学出版社,2003.

[135] 吴湘玲.公共管理的重要主体:迅猛崛起的第三部门[J].武汉大学学报(人文科学版),2004,57(5):613-617.

[136] 夏冕.利益集团博弈与我国医疗卫生制度变迁研究[D].武汉:华中科技大学,2010:21,155.

[137] 新帕尔格雷夫经济学大辞典[M].经济科学出版社,1996.

[138] 徐金发,龚杨达,刘志刚.企业声誉对顾客忠诚的作用机制研究[J].外国经济与管理,2005,27(7):44-50.

[139] 徐双庆.企业声誉对消费者忠诚影响机理分析[D].杭州:浙江大学,2009:236.

[140] 徐玉立.当代医院商业贿赂发生原因与治理措施之探讨[J].中国社会医学杂志,2012,29(3):159-161.

[141] 阎达五,杨有红.内部控制框架的构建[J].会计研究,2001,2:9-10.

[142] 晏国祥.中国企业声誉测评指标体系构建实证研究[R].2004:3505-3506.

[143] 杨恒.重视医院声誉管理促进医院持续发展[J].中国卫生事业管理,2003(4):12-13.

[144] 杨宏峰.银行公司治理中的隐性契约研究[D].济南:山东大学,2010:22-25.

[145] 尹广文.集体行动的逻辑——以2008年重庆市出租车罢运群体性事件为例[J].江南社会学院学报,2011,13(3):42-45.

[146] 余津津.国外声誉理论研究综述[J].经济纵横,2003,10:60-63.
[147] 岳经纶,郭巍青.中国公共政策评论.第二卷[M].上海:格致出版社,2008.
[148] 张凤芹.论医院的声誉管理[J].齐鲁护理杂志,2002,8(3):235.
[149] 张力玮.全球200所大学最新声誉排名公布清华、北大跻身50强[N].世界教育信息,2011.
[150] 张维迎.产权、政府与信誉[M].上海:三联书店,2001.
[151] 张维迎.法律制度的信誉基础[J].经济研究,2002,1:3-13.
[152] 张维迎.浅谈医疗市场与医院管理[J].国际医药卫生导报,2004,1:46-47.
[153] 赵鼎新.社会与政治运动讲义[M].北京:社会科学文献出版社,2006.
[154] 赵曼,吕国营.社会医疗保险中的道德风险[M].北京:中国劳动社会保障出版社,2007.
[155] 赵琼姝.我国公立医院的发展现状及变革趋势[J].中国当代医药,2011,14:142-143.
[156] 郑秀杰,杨淑娥.提高我国企业声誉机制作用效率的对策研究[J].科技进步与对策,2010,27(8):114-119.
[157] 郑志刚.声誉制度理论及其实践述评[J].经济学动态,2002(5):73.
[158] 中共中央国务院关于深化医药卫生体制改革的意见(中发〔2009〕6号)[S].
[159] 中华人民共和国国家计划委员会,中华人民共和国卫生部.关于改革医疗服务价格管理的意见(〔2000〕962号文件)[S].
[160] 中华人民共和国国家计划委员会.关于改革药品价格管理的意见(〔2000〕961号文件)[S].
[161] 中华人民共和国国家卫生和计划生育委员会网站.2013年中国卫生统计年鉴. http://www.nhfpc.gov.cn/htmlfiles/zwgkzt/ptjnj/year2013/index2013.html.
[162] 中华人民共和国卫生部.2010年我国卫生事业发展统计公报. http://www.moh.gov.cn/mohwsbwstjxxzx/s7967/201104/51512.shtml.
[163] 中华人民共和国卫生部.2011年我国卫生事业发展统计公报. http://www.moh.gov.cn/zwgkzt/pnb/201204/54532.shtml.
[164] 中华医院管理学会医院评审课题研究组.我国医院评审工作评估研究报告[J].中国医院,2000,4(3):149-151.
[165] 周清杰,孙振华.论利益相关者理论的五大疑点[J].北京工商大学学报(社

会科学版),2003,18(5):18-31.

[166] 周延风,罗文恩,肖文建. 企业社会责任行为与消费者响应[J]. 中国工业经济,2007(3):62-69.

[167] 朱之鑫. 基层过度用药严重抗生素激素等尤为突出[EB/OL]. http://www.chinanews.com/gn-12 24/2744294.shtml.

[168] 庄智华. 会计标准正式执行机制的最优状态分析[J]. 集美大学学报(社会科学版),2005,1:51-55.

[169] 邹婧睿,张文斌. 公立医院公益性的认知及评价调查[J]. 医学与社会,2010,1:33-34.

[170] 左希洋,张亮. 发达国家现代医院法人治理结构现状[J]. 中国卫生经济,2008,27(10):77-80.

后　　记

写作这部书稿的最初想法是始于 2010 年与研究生的一次学术沙龙。这次沙龙的主题就是"公立医院的声誉测度与治理"。同年，我们承担了江苏省软科学基金项目——江苏省公立医院声誉测度及促进机制研究，本书是在该课题的最终研究成果之上，经过反复修改、充实而形成，初稿成形于 2011 年，中间几易其稿。黄山会议后，我们思考可否将公立医院道德风险问题纳入其中，将声誉机制与道德风险问题有机联系起来，因为有效的声誉惩罚机制能够对公立医院形成可置信威胁，从而抑制医院或个人的道德风险行为。

在正式制度（法律法规、管理规范）和非正式制度（声誉、道德伦理等）范围里，法律和声誉分别是维持市场有效运行的两种制度的典型代表。本书将公立医院道德风险的声誉治理为主要研究内容，在声誉机制分析中，以患者响应理论为视角，分析患者行为选择的声誉作用机理，并基于患者这一利益相关群体的认知来识别公立医院声誉构成，测量声誉值，最终提出依靠声誉、法治政策等共同治理公立医院道德风险的途径。作为一部学术著作，希望大家能够以批判和包容的态度来看待它，对其中的思想、观点和方法提出宝贵的意见，我们将由衷的感激和欣慰。

结束意味着新的征程开始，未来等待我们的将是更需要努力跋涉的路程。傅雷曾说，不经过战斗的舍弃是虚伪的，不经劫难磨炼的超脱是轻佻的，逃避现实的明哲是卑怯的；中庸，苟且，小智小慧，是我们的致命伤。诚斯言，学术路漫漫，正如人生，静心走好每一步，共勉！

作者

2014 年 12 月 1 日拂晓

于金陵